Michael Korth

Das Geschenk der Gelassenheit

Mit Illustrationen von
Klaus Pitter

Regenbrecht Verlag

Stark überarbeitete Fassung der
Erstausgabe, Ullstein 2009

ISBN: 978-3-948741-12-9

Herstellung: BoD – Books on Demand, Norderstedt

Für Michaela und Oska als kleine Medizin

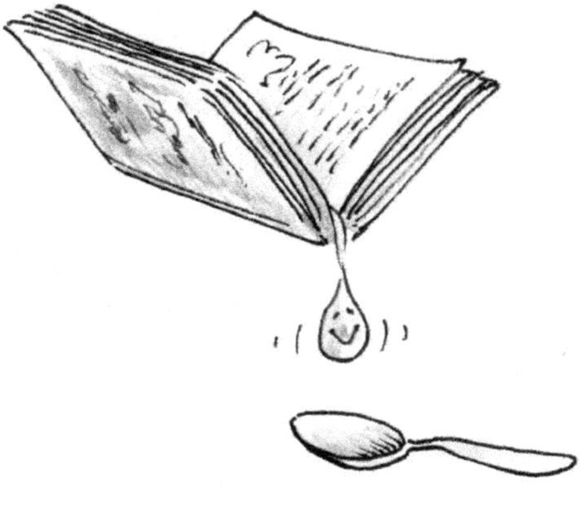

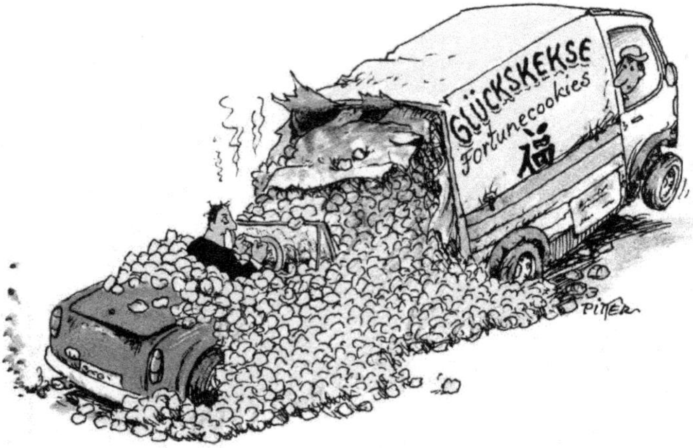
GLÜCKSKEKSE
Fortunecookies
PITTER

Vorwort

»Gott, gib mir die Gelassenheit, die Dinge anzunehmen, die ich nicht ändern kann, den Mut, die Dinge zu ändern, die ich ändern kann, und die Weisheit, das eine vom anderen zu unterscheiden.«

Reinhold Niebuhr

Viele Menschen erleben unsere Gegenwart als eine Zeit gleichzeitiger Krisen: der Überfall Putins auf die Ukraine, seine häufigen Drohungen mit dem Einsatz von Atombomben, die Auswirkungen des Klimawandels (z.B. Dürren, Flutkatastrophen, Waldbrände, das Schmelzen des Polareises und der Permafrostböden, bevorstehende Kipppunkte), Inflation, Pandemien, Flüchtlingskrisen (Millionen von Menschen sind weltweit auf der Flucht vor Krieg, Hunger, Armut), Energiekrise, Wirtschaftskrise, Bankenkrise, Regierungskrise, Krise der Demokratie, um nur einige zu nennen. Die Gesellschaft für deutsche Sprache wählte »Krisenmodus« zum Wort des Jahres 2023. In den Medien war öfters die Rede von Stapelkrisen, gemeint ist, dass nicht eine Krise auf die vorige folgt, sondern eine Krise zusätzlich zu den bereits bestehenden hinzukommt.

Eine der Folgen dieser Krisenwahrnehmung ist die zunehmend hemmungslose und hasserfüllte Kommunikation in den Sozialen Medien. Beschimpfungen, Diffamierungen und sogar Morddrohungen sind fast alltäglich geworden. Andere Folgen sind Verunsicherung und Pessimismus.

Keine der genannten Krisen ist durch Gelassenheit lösbar – jedenfalls für uns Normalsterbliche, die wir nicht selbst entscheiden können und gezwungen sind, Mächtigeren als uns die Entscheidungen zu überlassen. Für die Lösung oder Linderung dieser Krisen ist entschlossenes politisches Handeln erforderlich, in den meisten Fällen europa- oder weltweit koordiniert. Doch was sollen wir Einzelnen tun? Sich angesichts der Krisen in eine resignierte, unglückliche und untätige Lebenshaltung drängen zu lassen, wäre völlig falsch.

Es gibt selbstverständlich auch Gegenentwicklungen, Versuche, mit den Belastungen unserer Zeit individuell umzugehen: Zwei große Begriffe in diesem Zusammenhang sind Resilienz und Work-Life-Balance. Mit Resilienz ist eine Widerstands- und Erneuerungskraft gemeint, die Fähigkeit, Herausforderungen und Krisen zu überstehen, ohne daran zu zerbrechen und etwa einen Burnout oder gar eine Posttraumatische Belastungsstörung (PTBS) davonzutragen. Work-Life-Balance strebt einen guten Ausgleich zwischen Arbeit und Privatleben an: Das früher maßgebliche Primat von Arbeit, Erfolg, Karriere, Pflichterfüllung soll zugunsten von mehr Sozialleben, Familienleben, Freundschaftspflege, Zeit für sich selbst, Entspannung etc. aufgebrochen werden. Damit verbunden ist eine reflektierte Aufmerksamkeit auf die eigenen Prioritäten: Was ist mir wirklich wichtig im Leben?

Daher möchte dieses Buch einen kleinen Beitrag zum Umgang mit Stress und mit Krisen liefern. Das eingangs zitierte Gelassenheitsgebet bringt einen uralten Gedanken zum Ausdruck, der bereits in der antiken Philosophie von großer Bedeutung war: unterscheiden zu können, was man verändern kann und was nicht. Doch war im Denken der Antike diese Unterscheidungsfähigkeit kein Geschenk vom lieben Gott, sondern die Folge von Beobachten, Unterscheiden, Nachdenken (man könnte das auch Philosophieren nennen). Und so sind auf den kommenden 200 Seiten zahlreiche kleine und größere Gedanken, Beispiele, Anekdoten und Fragen versammelt, die das eigene Nachdenken auf spielerische und hoffentlich amüsante Weise anregen können. Dabei spielt jeweils der Gedanke im Hinterkopf mit, dass es für jeden von uns ein Vorteil sein könnte, der Gelassenheit etwas mehr Platz im eigenen Leben einzuräumen und dadurch festzustellen: Gelassenheit ist ein wunderbares Geschenk, das das Leben vereinfacht, verbessert und schöner macht – und paradoxerweise sogar produktiver macht.

Die meisten, denen ich während der Arbeit vom Geschenk der Gelassenheit erzählte, reagierten spontan: »Das könnte ich auch brauchen.« Egal, ob es sich um Pfarrer, Manager, Studenten, Biobauern, Künstler, Beamte, Förster oder sogar Rentner handelte. Ausnahmslos jede Berufsgruppe scheint von Stress, Hektik, innerer Unruhe und Zukunftssorgen zermürbt zu werden. Was ist das für eine Epidemie, die die Welt ergriffen hat und sich immer rasanter ausbreitet?

Während uns Menschen des 21. Jahrhunderts die Geschwindigkeit des Alltags von Termin zu Termin hetzt und die Jagd nach der davonrasenden Zeit nicht

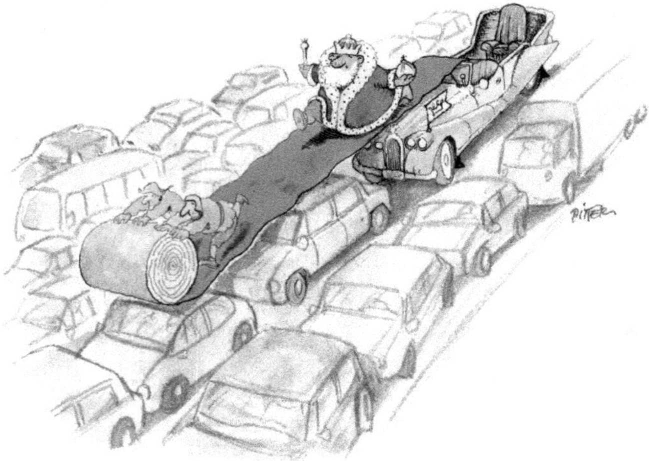

zur Ruhe kommen lässt, wussten die Mitglieder der oberen Schichten im Russland des 19. Jahrhunderts kaum, wie sie die Zeit totschlagen sollten. Langeweile war die Modekrankheit der herrschenden Klassen. Jeder war wie gelähmt. In den Ämtern verfolgten die Beamten sehnsüchtig die Uhrzeiger, die im Sekundenfall dem Dienstschluss entgegentickten. Beim Schlag der Uhr ließen sie die Schreibfedern fallen und eilten nach Hause oder ins Restaurant, nur um sich dort mit anderen Langeweilern erneut zu langweilen. Jeder litt unter dem seelischen und geistigen Stillstand. Doch kaum jemand raffte sich auf, um sich von der inneren Öde zu befreien.

Moderne epidemische Krankheiten wie Existenzangst, Magersucht, Fettsucht oder Stress sind ebenso rätselhaft aus dem Nichts aufgetaucht wie die Weltschmerzmelancholie des 19. Jahrhunderts, die mittelalterliche Kreuzzugsbegeisterung oder der Hexenwahn zu Beginn der Neuzeit.

Die Ursachen unserer krank machenden Hektik versuche ich auf Seite 18 zu analysieren. Und in den darauf folgenden Kapiteln biete ich erprobte Methoden an, um sich von der Stresspsychose zu befreien. Denn wie das meiste im Leben ist auch die Gelassenheit mit einer durchdachten Methode erlernbar. Die von griechischen Philosophen, christlichen Denkern, buddhistischen Mönchen und chinesischen Weisen entwickelten Techniken habe ich in den vergangenen Jahren wieder und wieder durchgearbeitet, verinnerlicht und für unsere Zeit neu formuliert.

Da ich meinem Naturell entsprechend nicht gerade ein Muster der Gelassenheit bin, war ich gewissermaßen meine ideale Testperson. Die täglichen Lektionen der großen Meister, das Fokussieren auf ihre Aussagen, das praktische Umsetzen ihrer Techniken und schließlich das Verfassen dieses Buches verwandelten mich nach und nach in einen geduldigeren und gelasseneren Menschen. Den gewonnenen Schatz neuen Wissens wollte ich aber nicht für mich allein nutzen, sondern mit meinen Freunden teilen. So entstand eigentlich für sie dieser bunte Flickenteppich aus Übungen und kleinen Geschichten zum Nachdenken. Wer sie aufmerksam liest und wie ein Mantra wiederholt – Mantra bedeutet Instrument des Denkens –, wird merken, wie rasch die kraftvollen Gedanken sein Denken und Fühlen positiv verändern werden. Denn ein gelassenerer Mensch wird auch seiner Umwelt gegenüber abwägender und nachsichtiger.

Wie Sie gelassen und glücklich werden, selbst wenn die Welt rundherum aus den Fugen gerät

»Auch das geht vorbei« ist das alte Mantra der Gelassenheit, das über Generationen hinweg immer wieder aufs Neue von klugen Köpfen bedacht und angewendet wurde. Es fokussiert die Energie der Gedanken, die in diesem Buch wirksam werden, und verändert jeden, der sie in sich aufnimmt.

- Wer ständig gestresst ist, wird gelassener werden.
- Wer sich ausgebrannt fühlt, wird neue Kraft schöpfen.
- Wer Angst vor permanenter Überforderung oder scheinbar unlösbaren Konflikten hat, wird mutig seine Probleme angehen und sie lösen.
- Wer sein Selbstvertrauen verloren hat, wird es zurückgewinnen.
- Wem die Seele schmerzt, weil er sie ständig quält, wird gesunden und seinen Mitmenschen Freude und sich selbst Glück bereiten.

Ich gebe zu, das klingt vermessen. Doch über Generationen hinweg haben Menschen aus der glasklaren praktischen Lebensphilosophie der griechischen Stoiker Mut und Selbstvertrauen geschöpft. Goethe, Shakespeare, Montaigne, Nietzsche, Dietrich Bonhoeffer oder Karl Popper bürgen dafür als Zeugen.

Die drei Hauptsäulen der Gelassenheitsphilosophie sind:

klares Denken	einsichtiges Wollen	vernünftiges, zielgerichtetes Handeln

Erste Säule – klares Denken

Die Gabe des klaren Denkens und Urteilens besitzt jeder Mensch von Natur. Aber leider wachsen die meisten Menschen in einem Umfeld auf, das ihnen fragwürdige Werte einimpft und unvernünftige Lebensziele vorgibt. Wenn bereits Schulkinder zu egoistischen Einzelkämpfern erzogen werden und miteinander in erbarmungslosen Wettbewerb treten, ist es kein Wunder, dass solidarisches Handeln und Zivilcourage immer mehr verschwinden.

Die überall und ständig gepredigten »Werte« wie Erfolg um jeden Preis, hemmungslose Gier nach mehr oder das gnadenlose Übertrumpfenwollen seiner Mitmenschen schaffen einen neuen Typ des Egoisten. Dieser Typ des modernen Abzockers hat zwar in der Börsenkrise 2008 einen Dämpfer bekommen, doch längst hat die Seuche des Egoismus die ganze Welt vergiftet. In »Fegefeuer der Eitelkeiten«, seiner Abrechnung mit der Wall-Street-Kultur, sagt Tom Wolfe sinngemäß: »In der Börse stand die junge Elite der USA, die an den besten Universitäten des Landes ausgebildeten jungen Männer, und tat den ganzen Tag nichts anderes, als nach Geld zu schreien.«

Der Satz ist erschreckend, denn er bringt den Zeitgeist der hemmungslosen Gier auf den Punkt. Alles wird dem Tanz ums goldene Kalb geopfert: die eigene geistige, seelische und körperliche Gesundheit, die Familie, die Nächstenliebe, die Lebensfreude, die Ruhe und die Ausgeglichenheit. Denn die Börse schläft nie. Eine ihrer Filialen, sei es in Tokio, London oder New York, ist immer wach. Ununterbrochen fließen Geld-

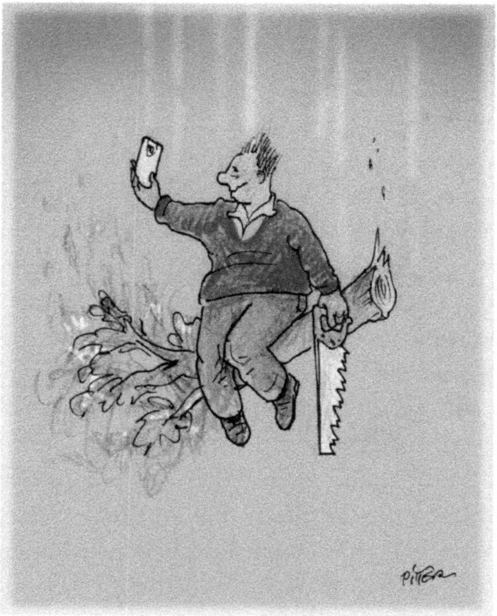

ströme in Milliardenhöhe um den Globus und der Jäger des dahineilenden Schatzes muss ständig seinem Profit nachjagen. So entsteht ein Dauerstress, der im vorelektronischen Zeitalter unbekannt war. Denn Gott Mammon fordert von seinen Anbetern grenzenlosen Einsatz. Das Börsenfieber, die Jagd nach dem schnellen Geld, ist auf alle anderen Branchen und Lebensbereiche übergesprungen. Selbst Klöster, einst Orte der stillen Einkehr, sind Businesszentren geworden. Dort konkurriert inzwischen oft Gott Mammon mit der Weisheit des Heiligen Geistes.

Nun sollte man sich fragen, warum so viel Aufhebens um Geld, Geld, Geld und nochmals Geld gemacht wird. Denn der Großteil des zusammengerafften Kapitals ist ja für die Besitzer eigentlich nutzlos. Was geschieht mit den vielen wertlosen Nullen auf einem Konto? Was macht man mit mehr als drei Villen, sieben Edelkarossen, zwei Firmenflugzeugen etc.?

In einer Satire parodiert der antike Fabeldichter Äsop die Nutzlosigkeit der Raffgier: Ein Geizhals machte sein gesamtes Vermögen zu Geld. Das Gold, das er sich davon kaufte, schmolz er zu einem Klumpen und vergrub diesen an einem geheimen Ort, wo er jeden Tag hinging, um sich an seinem Reichtum zu ergötzen. Eines Tages wurde er von einem Arbeiter bei der Anbetung seines Schatzes beobachtet. Als der Geizhals fort war, öffnete er das Versteck und entwendete den Goldklumpen. Als der Geizhals wiederkam und den Diebstahl entdeckte, begann er laut zu jammern und sich die Haare auszuraufen. Jemand, der ihn so herzerweichend heulen sah, sagte, nachdem er den Grund erfahren hatte: »Sei doch nicht so niedergeschlagen. Denn als du dein Geld noch hattest, hast du es ja doch nicht gehabt. Nimm einfach statt des Goldes einen Stein, lege ihn an dieselbe Stelle und bilde dir ein, das sei dein Gold. Er wird dir den gleichen Nutzen bringen. Denn wie ich sehe, hast du, als dein Gold noch da war, keinen Nutzen aus seinem Besitz gezogen.« Die Fabel lehrt, dass der Besitz, den man nicht mit Nutzen anwendet, nichts wert ist.

Ob Äsops Text denjenigen einen Trost bietet, die einen Großteil ihrer Aktienwerte verloren haben, weiß ich nicht. Aber wenn man sich eine gelassenere Betrachtungsweise angewöhnt, lebt man sicher leichter mit dem Verlust.

Teufelskreis Dauerstress

Rund 40 Prozent der modernen Mitteleuropäer fühlen sich gestresst. 10 Prozent leiden unter Schlafstörungen. Die Weltgesundheitsorganisation (WHO) hält Stress für eine der größten Gesundheitsgefahren unseres Jahrhunderts. Stress führt zu Melancholie und Niedergeschlagenheit und kann Arterienverkalkung, Asthma, Fettsucht, Herzerkrankungen, Gedächtnisverlust oder Diabetes begünstigen. Und was noch besorgniserregender ist: 42 Prozent der deutschen Eltern erkennen Stresssymptome bei ihren Kindern. Die Klassenzimmer verwandeln sich mehr und mehr in Zentren hochgradiger Nervosität. Bei den Erwachsenen erweist sich ihr Arbeitsplatz als Hauptauslöser von Stress, der durch Zeitdruck, Über- oder Unterforderung und durch Nichtanerkennung ausgelöst wird. Die Hirnforschung weist nach, dass Dauerstress einst fröhliche Menschen in kranke Grübler verwandeln kann, die ihre Sorgen nicht mehr in den Griff bekommen. Hirnforscher sind sich sicher, dass 90 Prozent aller Depressionen von Stress ausgelöst werden.

Stress ist eigentlich ein positives Erbe aus der Steinzeit, löst er doch in Gefahrensituationen instinktive Befehle aus: Renn um dein Leben oder stell dich dem Kampf! Das Herz beginnt zu pochen, der Blutdruck steigt, der Atem wird kürzer, damit mehr Sauerstoff verwandelt werden kann. Die Leber schüttet Zucker aus und versorgt so Gehirn und Muskeln mit Energie. Hormone strömen ins Blut, um den Körper weniger schmerzanfällig zu machen und den

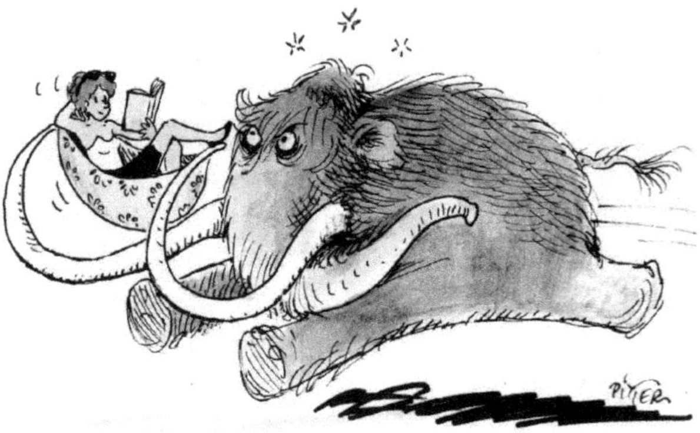

Menschen Konzentrationskraft zu geben. Schweißausbrüche erzeugen für den Organismus in Kampfsituationen oder auf der Flucht die dringend benötigte Kühlung. Der Adrenalinstoß beflügelte unsere Ahnen genau wie uns in der heutigen Zeit zu höchster Konzentration, egal ob beim rettenden Sprung vor dem heranstürmenden Mammut oder zum Parieren einer Verbalattacke aggressiver Mitmenschen.

Stress ist also durchaus etwas Gutes – nur geht es heute meistens nicht ums nackte Überleben, sondern weit mehr um Sorgen, Ärger in der Firma oder mit dem Partner, Existenzangst, Arbeitslosigkeit, Verzweiflung wegen existierenden und drohenden Kriegen, Auswirkungen des Klimawandels, Intrigen, Zeitdruck oder Furcht vor bösartigen Vorgesetzten. Waren früher Alarmsituationen die Ausnahme, folgt heute Stressattacke auf Stressattacke, die viele bis in den Schlaf verfolgen. In Großbritannien untersuchten Wissenschaftler 10 000 Staatsdiener und kamen zu dem Ergebnis, dass Mitarbeiter, die wenig zu sagen hatten und von ihren Chefs stark gegängelt wurden, ein höheres Herzinfarktrisiko hatten.

Vor Frust beginnt man zu rauchen, zu trinken oder zu essen. Lauter Dinge, die, statt zu beruhigen, Gehirn und Körper weiterem Stress aussetzen. »Bisher galten Bewegungsmangel und Fast Food als Auslöser der Fettsucht. Jetzt sollten wir einen weiteren Faktor hinzufügen«, sagt der Neurologe Alain Dagher, »den Stress unserer modernen Welt.«

Die Ursachen der Hektik

Da ich in meinem Umfeld fast nur noch gestresste und überforderte Menschen kenne, habe ich nach den Ursachen gesucht, um eine Lösung zu finden. Dabei stieß ich auf folgende, eigentlich erstaunlich einfache Zusammenhänge:

Habsucht, Neid und Erfolgsgier – damit ist der Stress gemeint, mit seinem sozialen Umfeld mitzuhalten, und die Schulden, die oft daraus resultieren – in Verbindung mit den Neuen Medien und der Möglichkeit einer rasanten Mobilität bringen eine zuvor unbekannte Dynamik in unser Leben. So ist es heute problemlos möglich, an einem Tag jeden Punkt der Erde zu erreichen. Wenn man einmal innehält und sich klarmacht, was das bedeutet, grenzt es fast an Zauberei. Vor 150 Jahren war Jules Vernes Zukunftsroman »Die Reise um die Erde in 80 Tagen« noch eine Sensation, als er glaubhaft schilderte, dass eine solch schnelle Erdumrundung durchaus real sein könne. Wenig später war es tatsächlich so weit.

Heute bringen zudem Geräte und Hilfsmittel wie Computer, Handy, Internet, E-Mail, die ja eigentlich Zeitsparer sind, paradoxerweise immer mehr Dynamik ins Berufs- und Privatleben. Kaum jemand ist mehr in der Lage, der immer stärker anschwellenden Informationsflut Herr zu werden. Das Resultat einer solch permanent gestressten Lebensweise bedeutet für viele Menschen seelische und körperliche Erschöpfung.

Das ständige Herumhetzen lässt die meisten kaum noch zu Atem kommen. Ein Termin jagt den anderen. Die Arbeit wird nicht mehr in ruhigem Rhythmus und mit Freude erledigt, sondern unter Druck. Dadurch wird das unter Qual und Mühe verdiente Geld eigentlich zum Schmerzensgeld, von dem man sich am Wochenende oder im Urlaub ein Stückchen Glück leistet, um wenigstens etwas verlorene Lebenszeit zurückzukaufen. Weil diese Freiheit zwar nur kurz währt, aber dafür süß ist und für viel Geld erworben wird, wird die Sucht nach Geld immer stärker. Und so steckt beinahe jeder in dem Teufelskreis des modernen Way of Life.

Stress ist schlechte Planung

Die Ursache des permanent krank und unfroh machenden Stresses liegt also zudem in der Kombination von Gier und Dynamik. Glückliche Menschen, denen es gelingt, ihre Wünsche auf ein vernünftiges Maß zu reduzieren, sind bereits auf dem Weg zur inneren Ruhe.

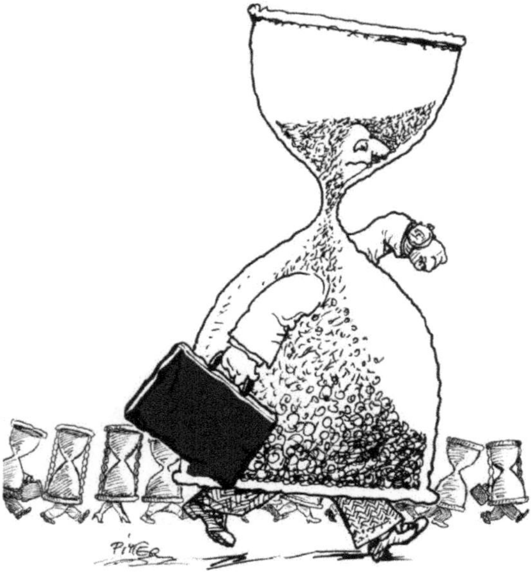

Die zunehmende Dynamik ist das zweite Übel, das man in den Griff bekommen sollte. Stress ist in den meisten Fällen schlechte Planung. Das beginnt beim Reisen. Die meisten Menschen planen für ihre Fahrten eine zu knappe Zeit ein. So müssen sie ihren davoneilenden Stunden hinterherrasen. Das ist gefährlich und kostet Nerven und Geld und hat kaum einen Effekt, denn meistens trifft man solche Raser im nächsten Stau wieder.

Wer seinen Tagesablauf prüft, wird feststellen, dass ein Großteil der Hektik durch falsche Organisation, Überschätzung der eigenen Kräfte und schlechte Planung entsteht. Oft ist der Terminkalender übervoll: eine Sitzung, ein Termin jagt den anderen. Man kommt ewig zu spät und am Ende des Tages ist man völlig erledigt. Deshalb gelangen viele zu der Erkenntnis, dass sie eigentlich ihre vielen Termine reduzieren müssten, um nicht Opfer der eigenen Planung zu werden. Von dieser Einsicht ist es zwar nur ein kleiner Schritt zum Handeln, aber da dieser Schritt sowohl das Privat- als auch das Berufsleben völlig verändern würde, zögern die meisten, ihn zu tun.

Zweite Säule – einsichtiges Wollen

Einsichtiges Wollen bildet die zweite Hauptsäule der Gelassenheit. Hier liegt das Gewicht auf *der Einsicht.* Kinder wollen viel und ständig Neues, Anfänger wollen sofort das Schwerste erlernen. Das Wollen allein reicht nicht, um positive Veränderungen herbeizuführen. Goethes Ausspruch »Wir sind Wissensriesen, aber Umsetzungszwerge« trifft den Sachverhalt genau. Der Einsichtige wägt seine Kräfte ab, die er zum Erreichen des Ziels braucht. Verfügt er über ausreichende Hilfsmittel, um den Weg zu wagen? Ist das Ziel möglicherweise zu hoch gesteckt? Hat er genügend Durchhaltevermögen, um nicht kurz vor dem Ziel aufzugeben?

Kernfragen dieser Art stellt sich der kluge Planer, bevor er handelt. Denn der Plan, ob beim Hausbau, bei einer Firmen-Umstrukturierung oder auch beim

Umzug in eine neue Wohnsituation, ist die Basis jeden Handelns.

Ich möchte mit einem kleinen Beispiel demonstrieren, worauf es ankommt. Wie oben bereits dargelegt, läuft den meisten Menschen die Zeit davon. Ständig stehen sie unter Zeitdruck. Dabei war die Lebenserwartung noch nie so hoch wie in unserer Zeit und über so viel Freizeit wie heute haben die Menschen nie zuvor verfügt. Früher hatten die wenigen Reichen Zeit und Muße und Menschen der Unterschicht, Leibeigene oder Sklaven mussten für sie arbeiten. Jetzt hat seltsamerweise niemand mehr Zeit. Sogar Ruheständler mit einer guten Rente sind im Dauerstress. Das ist erstaunlich.

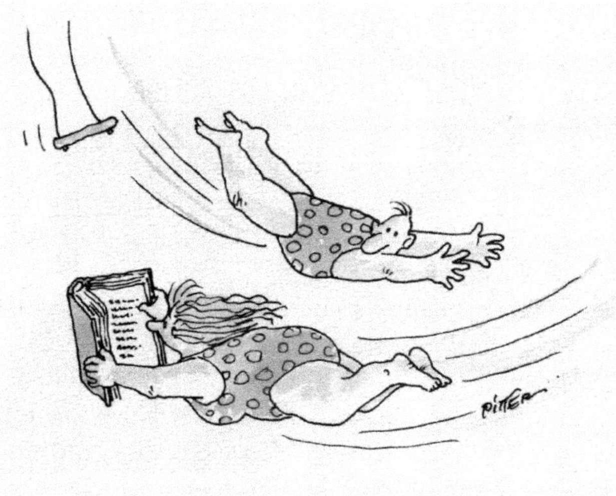

Um die vielen Aufgaben eines modernen Arbeitstages zu bewältigen, entwirft manch kluger Kopf ein Konzept. Aber hier beginnt oft der erste Fehler: Meine Freundin Sylvia hält sich für eine exzellente Organisatorin, weil sie tagtäglich alles bis ins Kleinste und auf die Minute genau plant. Trotzdem bekommt sie jeden Tag Probleme mit dem eigenen Zeitplan. Das stresst sie – und besonders ihre Familie. Statt die Hälfte der Aufgaben zu reduzieren, packt sie immer mehr in ihren Terminplan. Alles wird unter äußerster Anspannung erledigt. »Leben Sie schneller, dann sind Sie schneller fertig« scheint ihr Motto zu sein. Bei Sylvia wird nie etwas völlig fertig – nur sie selbst, und zwar mit den Nerven. Ihrem durchaus klaren Wollen mangelt es an Einsicht, dass sie durch Überfülle des Terminplans nicht ihr Ziel, den klar organisierten und entspannten Tag, erreicht, sondern eigentlich das Gegenteil: Stress pur, weil sie sich durch Selbstüberforderung zum Sklaven macht.

Der spanische Jesuit Baltasar Gracian schlägt in seiner »Kunst der Weltklugheit« vor, nicht zu hastig zu leben. Die Forderung verblüfft bei einem Barockgelehrten. Im Vergleich zu heute war das Barock eine gemütliche Zeit. Es ist, als ob Gracian einen visionären Blick in unser Zeitalter des Konsumrausches geworfen hätte. Er empfiehlt, die Dinge klug zu verteilen, um sie genießen zu können, weil »viele mit ihrem

Glück früher als mit ihrem Leben zu Ende sind. Sie verderben sich die Genüsse ... Sie möchten an einem Tage verschlingen, was sie kaum im ganzen Leben verdauen können. Den Freuden des Lebens sind sie immer voraus, verzehren schon die kommenden

Jahre, und da sie so eilig sind, werden sie schnell mit allem fertig ... Wir haben mehr Tage als Freuden zu erleben«.

Welch tiefsinnige Weisheit spricht aus diesen Zeilen. Was würde Gracian zu unserem täglichen Berufs-, Urlaubs- und Vergnügungsstress sagen?

Dritte Säule – zielgerichtetes Handeln

Die von den Stoikern entwickelte Philosophie des vernünftigen Lebens gipfelt in den glasklaren Formulierungen des Epiktet. Während die meisten Philosophenschulen davon ausgehen, dass der Mensch frei ist, dass ihm alle Möglichkeiten offenstehen und dass er sein Leben selbst gestalten kann, gehen die Stoiker vom Gegenteil aus. Sie behaupten, dass jeder in Wirklichkeit nur sehr wenige Entscheidungsmöglichkeiten hat. Denn fast jeder steht unter dem Kommando von irgendwem, ist Sklave seiner eigenen Triebe, Leibeigener seiner Krankheiten oder Gefangener seiner Psychosen.

Epiktet bringt in seinem »Handbüchlein der Moral« die Dinge auf den Punkt, indem er alles Wesentliche auf das zurückführt, was

1. in der Macht des einzelnen Menschen steht und
2. was nicht in seiner Macht steht.

»In unserer Macht steht unser Denken, unser Handeln, unser Begehren und unser Vermeiden – alles, was aus uns selbst erzeugt und unser Werk ist. Nicht in unserer Macht steht unser Körper, unser Besitz, unser Ansehen und unsere äußere Position – alles das, was nicht von uns selber kommt.« Das, was in unserer Macht steht, ist von Natur aus frei, denn wer kann uns am Denken hindern, uns vom Handeln abhalten, unser Begehren unterdrücken oder unser Vermeiden ins Gegenteil verkehren? Nur eine Diktatur oder eine Gefängnisstrafe kann durch nackte Gewalt versuchen, das zu erzwingen.

Alles, was nicht in unserer Macht steht, ist jederzeit gefährdet, abhängig von Zufällen oder Einflüssen Fremder und ist nicht unserem Willen unterworfen. Kurzum, in diesen Bereichen ist jeder, egal ob Multimillionär oder Bürgergeldempfänger, unfrei. Spätestens seit der Finanzkrise 2008 ist das für jeden offensichtlich. »Sicher« angelegte Vermögen sind plötzlich verschwunden. Sicher geglaubte Arbeitsplätze sind in Gefahr. Erfolgsgewohnte Börsianer standen plötzlich auf der Straße.

Zwei für Ihren inneren Frieden wichtige Sätze

Zur Klarstellung formuliert Epiktet die folgenden Merksätze, die man täglich wie ein Mantra wiederholen sollte. Diese beiden Sätze sollten Sie so oft lesen, bis Ihnen die Bedeutung ganz klar ist. Denn sie bilden den Urgrund des Seelenfriedens, die Quelle der beständigen Freude und den Atem der inneren Freiheit.

> »Hältst du für frei, was seiner Natur nach unfrei ist, und für dein Eigentum, was fremd ist, so wirst du viel Verdruss haben, Aufregung und Trauer erleiden und wirst mit Gott, dir selbst und allen Menschen hadern.

> Hältst du aber nur das deine für dein Eigentum und das fremde für fremd, so wird nie jemand dich zwingen, nie jemand dich hindern, du wirst nie jemandem Vorwürfe machen, nie jemanden schelten, nie etwas wider deinen eigenen Willen tun. Niemand kann dir schaden, denn du wirst keinen Feind haben und wirst niemals Übles erleiden.«

Hier ein schönes Beispiel für wahre Gelassenheit: Als der Komponist Franz Liszt der schönen, reichen, hochgebildeten und tiefsinnigen Gräfin Marie d'Agoult begegnete, war es um ihn geschehen. Auch Marie war dem Zauber des Musikers sofort verfallen, obwohl sie verheiratet und Mutter war. Als sie ihm mitteilte, dass sie ein Kind von ihm erwarte, packte Liszt sofort die Koffer und reiste ab. Nach ein paar Wochen schickte er ihr einen Brief, worin er sie um ein letztes Wiedersehen vor dem endgültigen Abschied bat. Als sich die beiden gegenüberstanden, waren sie sofort wieder ein Herz und eine Seele. Sie flüchteten. Ganz Paris hob entrüstet den Zeigefinger. Nur einer nicht – Maries Ehemann, der Graf Charles Louis Constant d'Agoult. Er nahm es gelassen: »Marie hat recht. Wenn ihre Leidenschaft so stark ist, soll sie sich doch über die Konventionen hinwegsetzen.«

Großherzige Gelassenheit würde viel böses Blut vermeiden. Reagieren doch die meisten Liebhaber oder Ehemänner wie Arthur Schnitzler, der wie Casanova von Frau zu Frau, von Bett zu Bett, von Rausch zu Rausch hetzte und immer der Erste oder zumindest der Einzige sein wollte. Selbst ein Mus-

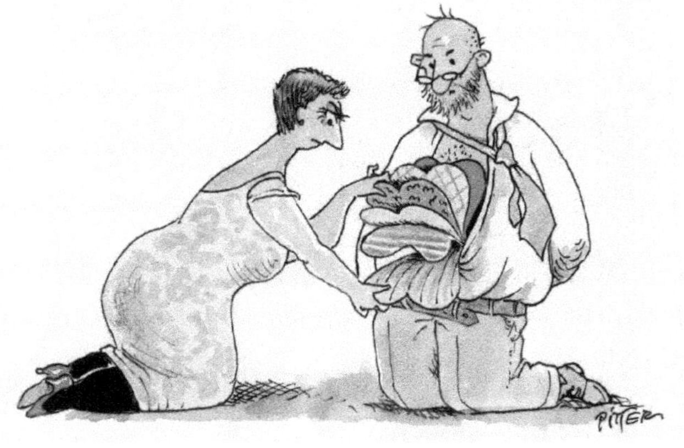

ter an Untreue, verfolgte Schnitzler seine Opfer mit Wutanfällen und Eifersuchtsszenen, Treuebrüche bestrafte er mit Schlägen und Würgen. Kaum hatte Schnitzler sich aber abgeregt, wurde ihm seine perfide Doppelmoral klar: »Dabei hat sie nur dasselbe getan wie ich. Und ich habe sie wahnsinnig geliebt, während ich sie betrog, und habe nun doch die ehrlichste Entrüstung.« Welchen Ärger hätte er sich und anderen ersparen können.

Epiktet sagt dazu: »Verlange nicht, dass alles so geschieht, wie du es dir wünscht, sondern sei zufrieden, dass es so geschieht, wie es geschieht – und du wirst Ruhe haben.«

Dieser Einsicht folgte mein Freund Georg Seeberg und lebt seitdem glücklich und zufrieden. Als ich ihn kennenlernte, war er ein erfolgreicher Unternehmer. Er besaß nicht nur mehrere Häuser und zwei neiderregende Oldtimer, sondern sogar ein eigenes Firmenflugzeug. Das Ende seiner Glückssträhne begann mit seiner Scheidung. Danach ruinierte ein Herzinfarkt seine Gesundheit und ein diebischer Geschäftsführer seine Firma. Was Georg nach seiner Genesung begann, ging schief. Die Glücksgöttin hatte sich von ihm abgewandt. Zum Glück besaß er noch ein kleines Haus, in das er sich zurückziehen konnte. Heute lebt er dort von einer bescheidenen Summe im Monat. »Wie fühlst du dich?«, wollte ich wissen. »Ausgezeichnet«, sagte er mit lachenden Augen. »Früher war ich reich und gehetzt, heute kann ich das tun, was ich immer machen wollte. Ich male, lese die Philosophen und führe schöne Gespräche mit meinen Freunden. Nie mehr würde ich mein neues beschaulich-bescheidenes Leben gegen mein altes tauschen.« Diese wahre

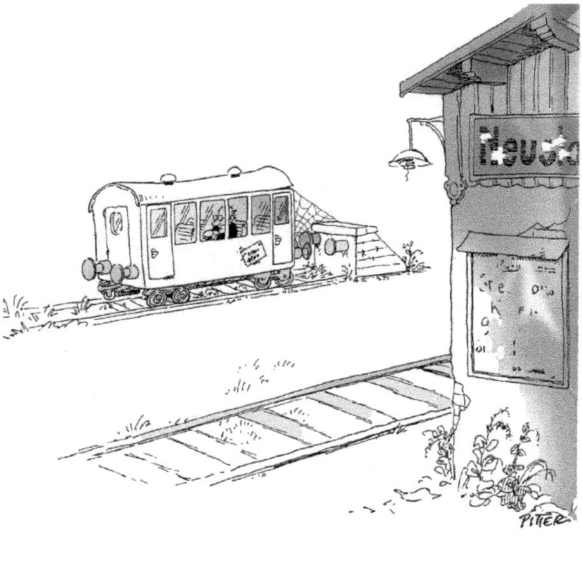

Gelassenheit der Seele beim Wechsel von Reich zu Arm hat mich beeindruckt.

Denn Georg hat recht: Erfolg oder Reichtum nachzurennen ist eine aufreibende Sache. Eine befreundete Fernsehregisseurin hatte das Glück – oder das Unglück? –, eine Fernsehanstalt für eine Sendereihe zu gewinnen. Es winkten Geld und Ruhm. Hoffnungsfroh machte sie sich an die Arbeit. Tag und Nacht schrieb sie an den Drehbüchern, denn die erste Folge sollte bereits ein halbes Jahr nach Auftragserteilung gesendet werden. Der Zeitdruck war enorm.

Die erste Ernüchterung kam, als der Produzent das Budget für die Serie drastisch beschnitt. Nun musste sie mit dem Filmteam durch Europa hetzen und in kürzester Zeit unter kostengünstigsten Bedingungen drehen. Danach wurden in raschem Tempo die Filme geschnitten und getextet. Außerdem sollte ein Buch zur Serie entstehen. Ein solches Buch zum Film hat Chancen, ein Bestseller zu werden. Wer kann da widerstehen, obwohl dann der Arbeitstag 14 bis 16 Stunden dauert – und das sieben Mal in der Woche? Ihr Leben wurde zur Qual. Sie fragte sich nach dem Sinn der Hetzerei. Besonders, als später das Finanzamt von dem sauer verdienten Honorar einen großen Teil beanspruchte. Anderthalb Jahre waren in Stress pur vergangen. War es das Geld wert?

Bevor man einen großen Erfolg herbeisehnt und die Arbeit daran beginnt, sollte man immer genau überlegen, welcher Preis dafür bezahlt werden muss. Denn alles hat seinen Preis. Tausche ich nicht möglicherweise meine Ruhe für sauer verdientes Geld ein, das dann zwischen meinen Fingern zerrinnt, auf dem Konto des Fiskus landet oder sich gar bei einer Börsenspekulation über Nacht in Nichts auflöst?

Überhaupt ist die Gier – genauso wie die Angst – ein schlechter Ratgeber. Sie zerstört das seelische Gleichgewicht und verführt zu überhöhten Erwartungen und unüberlegten Handlungen. Wer zu hoch pokert, verliert oft alles, denn die innerlich entspannte Haltung ist der Schlüssel zum Erfolg.

Ein kluger Trick ist es, Dinge, die man sich sehnlichst wünscht, gering zu achten. Wer sie mit aller Macht erstrebt, bekommt sie meistens nicht oder nur unter unsäglichen Mühen oder auf unredliche Weise. Dem, der warten kann, fällt das Gewünschte oft von selbst in den Schoß.

Da alle Dinge dieser Welt Schatten der ewigen Dinge sind, gleichen auch sie insofern dem realen Schatten, als der Schatten, vor dem man flieht, einen verfolgt und dem folgt, der vor ihm flieht. Dieses schöne dichterische Bild von Gracian umreißt die Sache sehr deutlich.

Die Übereinstimmung mit sich selbst

... ist für die Stoiker das höchste Ziel des Menschen und die Vernunft der göttliche Bestandteil seiner Seele. Dieser göttliche Bestandteil ist sein Schutzgeist, sein Gewissen, sein besseres Ich. Wenn Gott die Weltseele ist, so steckt in jedem Menschen zwangsläufig ein göttlicher Funke. Wer diesen Funken in seiner Seele zum Leuchten bringt, seine Erdenzeit gut nutzt und zur inneren Freiheit und Tugend kommt, führt ein erfülltes, »göttergleiches« Leben. Menschen, die mit sich selbst in Einklang sind, haben besondere Strahlkraft. Ihnen leuchtet die innere Harmonie aus den Augen. Als Beispiel führe ich hier den Dalai Lama an – auch wenn er nur noch sehr selten in der Öffentlichkeit zu sehen ist –, dessen Lächeln allein fröhlich macht und Vertrauen weckt. Zum Vergleich betrachte man bösartig zerfurchte Gesichter von Großbetrügern in Wirtschaft oder Politik. Man erkennt mit einem Blick, dass diese Menschen nicht in Übereinstimmung mit sich selbst sind. Ihre Seele ist durch Erfolgsgier, Ehrgeiz, Zerstörungswillen oder Boshaftigkeit aus dem Gleichgewicht geraten.

»Jedes Wesen«, heißt es bei Epiktet, »ist so geschaffen, dass es um seiner selbst willen alles tut. Auch die Sonne wärmt und leuchtet um ihrer selbst willen, ja auch Gott tut schließlich alles um seiner selbst willen.« Wer seine Gaben – den göttlichen Funken – zum Nutzen für sich selbst anwendet, der erfüllt zugleich seine sozialen Pflichten, nicht nur den Mitmenschen, sondern der ganzen Natur gegenüber. Das sittliche Handeln ist im Grunde nichts anderes als richtig verstandene Selbsterhaltung und Selbstbehauptung. Und alle Sünden sind nichts anderes als Selbstzerstörung und Krankheit der Psyche.

Die höchste Stufe der Gelassenheit

... verkörpert für die Stoiker der Weise, der weder Äußeres fürchtet noch Fremdes begehrt, der sich selbst genug ist, den keine äußeren Ereignisse erschüttern und keine Emotionen die Seelenruhe rauben. Sie bezeichnen diesen idealen Seelenzustand mit dem schönen griechischen Begriff *galéne,* der glatten Meeresfläche bei Windstille. Nur der Mensch, der diesen Zustand erreicht, ist frei. Das Ideal, das wir mit dem Begriff *Gelassenheit* umschreiben, ist ihrer Ansicht nach durch Übung zu erlangen.

Und ich muss sagen, dass ich einmal bei einem zum Jähzorn neigenden Freund miterlebt habe, wie er sein aufbrausendes Wesen seiner Partnerin gegenüber in den Griff bekam, als diese den Schlüssel innen im Schloss stecken ließ, obwohl er sie danach gefragt hatte, bevor sie die Tür zuschlug. Er kämpfte zwei Minuten mit sich selbst. Dann wurde seine zornerfüllte Miene entspannt und er sagte ruhig: »Wir fahren aufs Land und kommen morgen früh mit dem Zweitschlüssel wieder.« Es handelte sich immerhin um eine Strecke von rund 180 km. Allein der Vor-

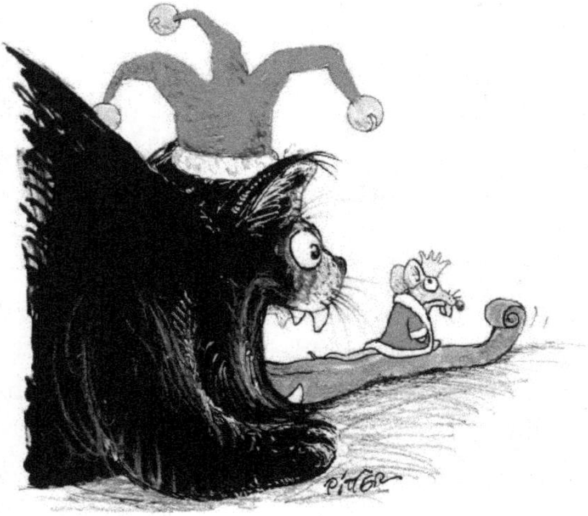

satz, sich nicht mehr über Kleines oder Großes aufzuregen, hatte ihn befähigt, gelassen zu bleiben. Das funktioniert nicht immer, aber wie jede Kunst will auch Gelassenheit durch ständiges Üben erlernt sein.

Der ausgeglichene Umgang mit den eigenen Emotionen ist tatsächlich erlernbar. Äsop stellt den Fernprozess in einer seiner Fabeln anschaulich dar: Ein Fuchs, der noch nie einen Löwen gesehen hatte, geriet, als er zufällig einem begegnete, so sehr in Furcht, dass es ihn beinahe das Leben gekostet hätte. Als er den Löwen später zum zweiten Mal sah, fürchtete er sich zwar immer noch, doch nicht mehr so wie beim ersten Mal. Beim dritten Mal wuchs sein Mut derart, dass er sich ihm näherte und eine Unterhaltung mit ihm begann.

Die Fabel lehrt, dass die Gewohnheit einen auch vor furchtbaren Dingen standhalten lässt.

Einer meiner Freunde, ein Schriftsteller, klagte mir, dass er trotz redlichsten Bemühens, Bienenfleißes und Engelsgeduld für seine Bücher keine Verleger fände. Er war verzweifelt und nahe daran, aufzugeben, obwohl er ein ausgezeichneter Stilist ist. Ich erzählte ihm von den nicht gerade ermutigenden Anfängen des späteren Auflagenkönigs Emile Zola.

Dieser hauste in einer ungeheizten Dachkammer in Paris, nährte sich von in Öl getunkten, mit Knoblauch abgeriebenen Brotstücken und arbeitete als Packer in einem Verlagshaus. Nachts schrieb er an seinem ersten Roman. Mit dem Manuskript unter dem Arm ging er von Verlag zu Verlag. Überall wurde das Buch abgelehnt. Trotzdem war Zola nicht im Geringsten in seinem Selbstvertrauen erschüttert. Dem zwölften Verleger sagte er gleich als Begrüßung: »Dieses Buch haben elf Verlage abgelehnt. Aber sie werden es bereuen.« Dieser Verleger war beeindruckt, brachte »Erzählungen an Ninon« heraus und das Buch wurde ein Erfolg.

Damit bewahrheitete sich wieder einmal Ciceros berühmte Weisheit, wonach es nichts gibt, »was man mit Worten nicht aus der Welt schaffen oder wieder ins Lot bringen« könne.

Alle Bücher, die Zola nun schrieb, wurden Bestseller und manche davon wie »Nana« erschienen in über 100 Auflagen. Zola hatte das Gespür für die großen Themen der Zeit systematisch geschult. Seine Freunde, die Brüder Goncourt, waren von seiner Spürnase beeindruckt: »Seine Nase ist eine besondere Nase, eine Nase, die fragt, lobt, verurteilt... eine Nase, in der die ganze Physiognomie ihres Meisters enthalten ist; eine richtige Jagdhundnase.«

Allerdings besaß Zola nicht nur eine Spürnase, sondern entwickelte auch Bienenfleiß. Er teilte den Tag mit bürokratischer Strenge ein und verfasste täglich die gleiche Seitenzahl. Auf diese Weise folgte ein Buch dem anderen, und mit 37 Jahren war Zola ein gemachter Mann mit einem schlossähnlichen Anwesen, das nach jedem Megabestseller zur Erinnerung an den Triumph um einen stattlichen Turm erweitert wurde. Der einstige Schulversager war stolz, reich, berühmt und verehrt. Doch alles hat, wie Epiktet sagt, seinen Preis. Über der Arbeit hatte Zola das wahre Leben vergessen: »Die Arbeit begleitet mich überallhin, falls ich mich davonstehle; sie kommt mit mir wieder nach Hause, um mit mir von meinem Teller zu Abend zu essen, sie bettet sich mit auf mein Kopfkissen.« Nie mehr gelang es ihm, dem schrecklichen Geist Arbeit, den er heraufbeschworen hatte, zu entkommen. Auch das ist zu berücksichtigen, wenn man seinen Lebensplan entwirft. Auch Erfolg kann zur Last werden.

Beispiele dieser Art ließen sich zu Tausenden anführen. Mein Schriftstellerfreund machte sich wieder an die Arbeit und verzichtete in Zukunft darauf, sich zu beklagen. Denn das Klagen bewirkt eigentlich das Gegenteil von dem, was man bezweckt. Es schadet nicht nur dem eigenen Ansehen, sondern zieht die Seele in dunkle Abgründe hinab. Niemand liebt ständig jammernde Verlierer und niemand will sich durch gebetsmühlenartig wiederholtes Klagen die Zeit stehlen lassen – außer Therapeuten, die vom Zuhören leben. Schließlich hat jeder seine eigene Last zu tragen. Man fasse sich in Geduld und gehe die Probleme beherzt an. Es findet sich immer eine Lösung. »Geduld und Zeit macht möglich die Unmöglichkeit«, sagt eine Volksweisheit. Ein Wolfsrudel hat im Schnitt erst nach neun Angriffen auf eine Rentierherde Erfolg. Der Misserfolg ist also etwas Normales. Er ist Bestandteil jedes Arbeitsprozesses.

Seiner Natur gemäß leben

Der Regisseur Federico Fellini erlebte alle Verrücktheiten und Katastrophen des Filmgewerbes. Mit der Zeit übte er, sich nicht mehr aufzuregen. Ja, noch mehr. Er kam zur tiefen Einsicht, dass man alle Überraschungen gelassen nehmen müsse, weil ALLE Ereignisse beim Entstehen des Films wesentliche Elemente

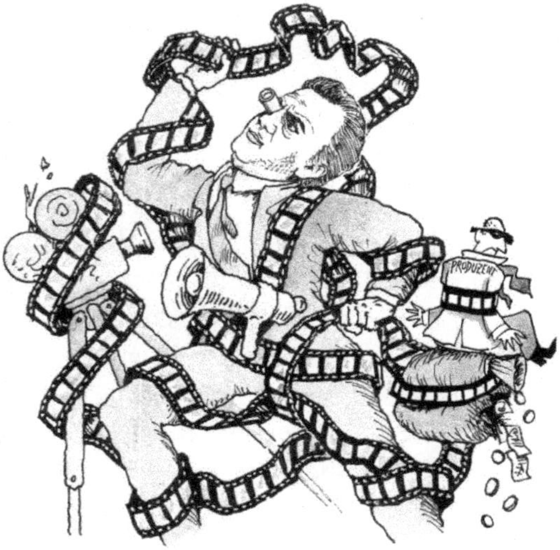

des Films selbst sind. Ob wegen der Erkrankung des Hauptdarstellers ein Ersatz gefunden werden muss, ob der Produzent das zugesagte Geld nicht schickt oder ob ein wichtiges Gerät ausfällt, »das sind keine Hindernisse, sondern Grundelemente, aus denen der Film hervorgeht«. »Unvorhergesehene Zwischenfälle sind nicht nur Teil der Reise, sondern sie sind die Reise selbst. Das Einzige, worauf es ankommt, ist die innere Bereitschaft des Autors.«

Jeder ist der Autor seines eigenen Lebens. Wer klug damit umgeht, bringt es trotz scheinbarer Widrigkeiten zum Erfolg.

Dieser Erfolg besteht im vernünftigen Umgang mit sich selbst. »Seiner Natur gemäß« leben, so nennen es die Stoiker. Was aber heißt das genau? Damit ist gemeint, dass man seiner charakterlichen Anlage folgen soll. Wer es nicht tut, schlägt oft den falschen Lebensweg ein und wird dadurch nur unglücklich.

Einer meiner Bekannten war von seinen Eltern zum Erben einer gut gehenden Großmetzgerei bestimmt. Seine älteste Schwester wollte gern den Betrieb übernehmen. Doch der Vater »verurteilte« seinen einzigen Sohn, der lieber Schauspieler werden wollte, zum Nachfolger. Widerstrebend begann Franz die Berufsausbildung, die er mit dem Meistertitel abschloss. Nach dem Tod des Vaters übernahm er den Betrieb nolens volens. Denn natürlich verlockte ihn das relativ leicht verdiente Geld. Im Vergleich zur Schauspielerkarriere war es der bequemere Weg und Franz konnte sich viele Hobbys leisten. Als guter Geschäftsmann steigerte er den Umsatz von Jahr zu Jahr, bis das Ordnungsamt eine komplette Sanierung des Betriebes anordnete. Franz musste Kredite aufnehmen. Die Schulden, die Sorgen und der Ärger wuchsen. Franz wurde krank, und zermürbt verkaufte er den Betrieb. Vom Rest erwarb er ein Bauernhaus und wurde endlich, von der Last des Erbes befreit, zum glücklichen Menschen. Mit fast 60 Jahren ergriff er den Beruf, den er immer so gerne ausgeübt hätte: Er trat als Schauspieler bei Laiengruppen auf. Hier ist er ein solcher Publikumsmagnet, dass ihn inzwischen auch professionelle Bühnen engagieren. Franz folgte »seiner Natur«, lebt mit wenig, ist aber gesund und glücklich.

Ich habe einige Freunde, die teils gezwungenermaßen, teils durch eine falsche Entscheidung den nicht zu ihnen passenden Beruf ergriffen haben. Einer von ihnen ist ein ausgezeichneter Architekt, und der Beruf macht ihm große Freude. Doch ständig überfordert ihn die kaufmännische Seite seiner Arbeit. Obwohl er sich vor Aufträgen kaum retten kann, ist er aufgrund von Stress und Überforderung immer Sklave der wirtschaftlichen Seite seines Unternehmens. Erst langsam wurde er sich darüber klar. Nun sucht er einen Partner, der die Verantwortung für den finanziellen Teil des Unternehmens übernimmt.

Sich von seinen Emotionen ausklinken

Lebte der frühere US-Präsident Obama seiner Natur gemäß? Offenbar ja. Denn er gilt als Musterbeispiel für die gelebte Gelassenheit. David Brooks sprach in einem »New York-Times«-Artikel »Die Gelassenheitsmaschine« bewundernd über sein Idol und darüber, dass Barack Obama in den zwei Jahren Wahlkampf in der Öffentlichkeit nie die Selbstkontrolle verloren habe. »In Lärm und Kampf, trotz Erschöpfung und Krise zeigte er nicht ein einziges Mal Zorn, Angst, Unruhe, Bitterkeit, Tränen, Aufregung, Selbstmitleid oder impulsive Ausbrüche.« Das klingt, als sei Obama Anhänger der Gelassenheits-Philosophie. Tagtäglich zeigte er ungetrübtes Selbstvertrauen, das ganz offenbar auf großer Selbstdisziplin und Willenskraft basiert. Er schafft es, sich von seinen Emotionen auszuklinken und in die Beobachterrolle zu schlüpfen. Stets bildet er eine Insel der Vernunft im Meer der Aufregungen.

Selbstvertrauen, das ganz offenbar auf großer Selbstdisziplin und Willenskraft basiert. Er schafft es, sich von seinen Emotionen auszuklinken und in die Beobachterrolle zu schlüpfen. Stets bildet er eine Insel der Vernunft im Meer der Aufregungen.

Gerechtes Handeln führt zur Seelenruhe

Wie Marc Aurel, der große Philosoph auf dem römischen Kaiserthron, verfügt Obama über eine geradezu charismatische Gemütsruhe, die auf sein Publikum überspringt. Man spürt, der Mann lebt in Übereinstimmung mit sich selbst.

Es ist, als habe er Marc Aurels Grundsätze völlig verinnerlicht, der in seinen »Selbstbetrachtungen« sich immer wieder klare Verhaltensweisen mit sich selbst und anderen vorgibt: »Frühmorgens sich vorsprechen: Ich werde mit pedantischen, undankbaren, übermütigen, hinterhältigen, neidischen, lieblosen Menschen zusammentreffen. Alle diese Charaktereigenschaften besitzen sie, denn sie sind sich über Gut und Böse im Unklaren! Ich dagegen habe die Natur des Guten erkannt. Ich weiß, wie schön sie ist und wie hässlich die des Schlechten.«

Trotzdem macht Marc Aurel niemandem hässliche Charakterzüge zum Vorwurf, denn nach Auffassung der Stoiker nützt Tadel nichts, sondern nur gutes Beispiel. Zudem weiß der Kaiser, dass er mit Menschen dieser Art immer wieder aufs Neue zu tun haben wird, und nur die eigene Seelenruhe bewahrt ihn davor, ungerecht zu handeln. Marc Aurel ist zutiefst überzeugt, dass jede edle Tat ihren Lohn in sich selber trägt. Und genau das trägt zu seiner großen Gelassenheit und seiner Großherzigkeit bei.

Er folgt konsequent der goldenen Regel der Stoiker, indem er sich selbst Rechenschaft über seine Handlungen und Verhaltensweisen gibt: »Nicht den Schlaf über die weichen Augenlider sinken lassen, bevor man jede Einzelne seiner täglichen Handlungen überdacht hat: ›Wo habe ich gefehlt? Was habe ich getan? Welche Pflicht habe ich nicht erfüllt?‹ So musst du anfangen und dann weitergehen und, wenn du Schlimmes getan, dir Vorwürfe machen, wenn Gutes, dich freuen.«

Für den Frieden der Seele ist es wesentlich, mit sich selbst ins Gericht zu gehen und ständig an sich zu arbeiten, um ein besserer und damit ein in sich ruhender Mensch zu werden. Erst die innere Freiheit garantiert die innere Ruhe, die durch nichts gestört werden kann. Diese Ruhe muss allerdings täglich neu errungen werden. Daher notiert Marc Aurel in seinen »Selbstbetrachtungen«: »Bald klopft der Tod bei dir an, und noch immer bist du nicht schlicht und natürlich, nicht seelenruhig, nicht frei von Angst, durch äußere Dinge geschädigt zu werden, nicht freundlich gegen alle Menschen. Und noch immer hast du nicht begriffen, dass Einsicht und gerechtes Handeln ein und dasselbe sind.«

Siegen, ohne zu kämpfen

Das chinesische Gegenstück zur Gelassenheitslehre der Stoiker ist das Wu wei. Dieser Begriff bedeutet »Handeln im Nichthandeln«. Das hat viel mit Geduld zu tun, Geduld mit sich selbst wie mit seinen Mitmenschen und besonders Geduld, die Dinge reif werden zu lassen, und nichts zu überstürzen. Der große Meister Lao Tse hat diese Lehre entwickelt und mit dem schönen Bild »Siege, ohne zu kämpfen« auf den Punkt gebracht. Epiktet sagt dasselbe beinahe wörtlich: »Du kannst unüberwindlich sein, wenn du dich in keinen Kampf einlässt, in dem es nicht in deiner Macht steht, zu siegen.«

Wie Epiktet und die anderen Stoiker meint auch Lao Tse, dass man keine krank machenden Anstrengungen unternehmen, sondern gemäß seiner Natur leben soll. In diesem Zustand der vollkommenen Entspannung handelt jeder instinktiv richtig, denn dann tut er niemals etwas, wogegen er sich innerlich sträubt. Siegen, ohne zu kämpfen, bedeutet zum Beispiel, niemals als Mitbewerber aufzutreten, weil man sonst sofort auf Kosten seines Seelenfriedens dem Konkurrenzkampf mit seinen Hinterhältigkeiten, Verleumdungen, Verunglimpfungen und Tücken ausgesetzt ist. Außer man besitzt die Seelenkräfte, um eine solche Position zu erkämpfen und – was noch viel schwieriger ist – sich darin zu behaupten, ohne seine Seele zu quälen.

Otto von Bismarck galt zwar als eiserner Kanzler und war es auch im rücksichtslosen Durchsetzen seiner Ziele, wobei er nicht einmal vor Verfassungsbruch zurückschreckte. Aber er selbst litt unter der eigenen Brutalität. Obwohl ihm eiserner Wille nachgesagt wurde, mangelte es ihm doch völlig an Disziplin. Morgens kam er selten vor elf aus dem Bett, oft wurde es zwei Uhr nachmittags. Bei den anschließenden Mahlzeiten kompensierte er das Unrecht, das er anderen zufügte, und das schlechte Gewissen, das daraus resultierte, durch maßlose Fresserei, bis ihn schließlich seine 150 Kilo Gewicht an den Rand des Herzinfarkts brachten.

Als sein Arzt ihm Bewegung und karge Kost als Diät verschrieb, stöhnte er gequält auf: »Ich darf nichts mehr essen als morgens ein Beefsteak und nachmittags ein Hammelkotelett und am nächsten

Tag dasselbe, aber in umgekehrter Reihenfolge.« Nach acht Tagen fühlte er sich dem Hungertod nahe. Den 68-Jährigen packte der Heißhunger. Wahllos stopfte er Delikatessen in sich hinein, trank dazu vier Gläser Buttermilch und zur Verdauung eine halbe Flasche Cognac. Dann hielt er ein wohlig erschöpftes Mittagsschläfchen. Ein paar Stunden später hatte er höllische Magenschmerzen und Todesangst. Der herbeigeeilte Arzt prophezeite ihm ein übles Ende, falls er den Versuchungen nicht widerstehen würde. Eine Zeugin des heroischen Kampfes gegen die Fresslust notierte in ihr Tagebuch: »Es ist ein rechtes Elend mit dem großen Manne und tieftraurig zu sehen, wie klein und schwach er ist, wenn es heißt, den eigenen Willen zu brechen.«

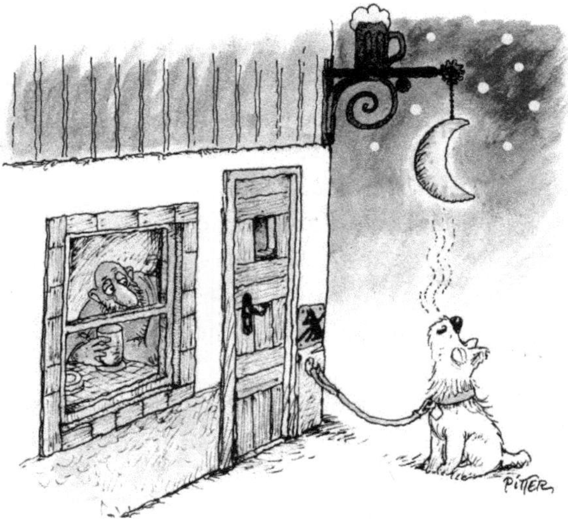

Er war im Gegensatz zu Friedrich dem Großen oder Kaiser Marc Aurel kein Stoiker, der sich im Griff hatte. Der Preußenkönig sagte einmal: »Ein König, der wünscht, dass seine Arbeit ordentlich erledigt wird, muss sie selber erledigen.« Bismarck dagegen ging seiner verantwortungsvollen Aufgabe als Reichskanzler mit größter Lässigkeit nach und oft sogar ganz aus dem Weg. Manchmal verschwand er für ein paar Wochen im Ausland oder in einem Seebad, ohne dass jemand wusste, wo er war. Nicht einmal sein Chef, der Kaiser. Trotzdem jammerte er ständig über Überbelastung. Kurz vor dem Fastenabenteuer hatte er noch lamentiert: »Im Dienste des Vaterlandes verzehre ich mich.« Erstaunlicherweise gelang es dem labilen Reichskanzler dennoch, das Image eines unbeugsamen Arbeitsheroen aufzubauen.

Am Beispiel Bismarck erkennt man sehr gut, was es heißt, ständig gegen seine Natur zu verstoßen.

Meine leider viel zu früh verstorbene Freundin Christiane Thurn-Valsassina sagte einmal, dass jeder kluge Mensch sich seinen Beruf selbst zurechtschneidern würde. Sie meinte damit, jeder solle aus seinen verschiedenen Fähigkeiten etwas unverwechselbar Eigenes entwickeln, um damit jeden Konkurrenzkampf von vornherein auszuschließen. Das ist natürlich ein Ideal, das kaum jemand erreicht. Denn die meisten modernen Menschen sind in Arbeitsprozesse eingebunden, die ihnen wenig Raum lassen und Stress erzeugen. Stress entsteht dann, »wenn wir glauben, dass wir bestimmte Ansprüche nicht erfüllen können«, sagt die Psychologin Ruth Limmer. Daher stecken die meisten Menschen des elektronischen Zeitalters in einem Dilemma. Sie spüren, dass sie eigentlich ihre krank machende Lebensform aufgeben müssten, um an Körper und Seele zu gesunden. Andererseits haben sie Angst, ihre (scheinbar) sichere Position aufzugeben, und leben in der selbstgewählten Sklaverei der Stressfabriken weiter – bis Erschöpfung, Krankheit oder Burnout sie zwangsweise aus dieser Hölle befreien. Die Gescheiterten fühlen sich dann meistens als Versager und dämmern oft antriebslos oder sogar depressiv vor sich hin, statt die Chance der Befreiung zu nutzen und sich ein besseres Leben aufzubauen.

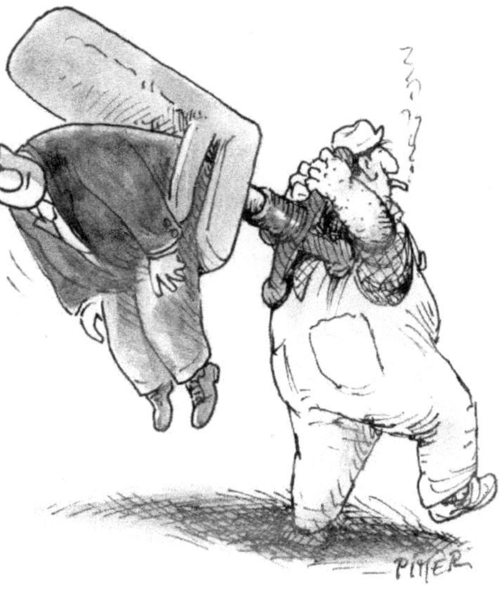

Lernprozess in zehn kleinen Schritten

Wer unter Stress leidet, kann ihm mit einigen kleinen Tricks zumindest kurzfristig entkommen. Denn auch das Geheimnis wahrer Gelassenheit zu entschlüsseln ist, wie das meiste im Leben, ein Lernprozess.

Die Kunst der Gelassenheit beginnt mit einfachen kleinen Schritten, bevor man zügiger zur Meisterschaft weiterschreiten kann. Das Erlernen einer Sprache oder eines Instruments beginnt auch mit einfachen Lektionen. Wer die folgenden zehn Übungen beherzigt, kommt der Gelassenheit Schritt für Schritt näher und wird seinen akuten Stresszustand besser überstehen.

1. Atmen Sie sich frei

Bei akutem Stress wird die Atmung flacher. Körper und Geist sind angespannt. Oft wird der Hals trocken und das Herz beginnt zu rasen. Stresshormone werden ausgeschüttet. Man möchte am liebsten davonrennen oder sich auf einen Widersacher stürzen und ihn ohrfeigen.

Bevor Sie aus der Haut fahren, zählen Sie ganz langsam bis zehn. Damit leiten Sie den Prozess der Beruhigung ein. Danach beginnen Sie ganz tief einzuatmen. Das beruhigt Ihr aufgeregtes Herz. Beim Ausatmen sprechen Sie das Wort »Wu wei« oder auch

»Ru-he«. Der u-Vokal schwingt ganz tief im Urgrund des Körpers. Lauschen Sie ihm nach. »Ihr« Ruhewort wird im Laufe der Zeit zum Signal der Entspannung. Zehn- bis zwanzigmaliges tiefes Einatmen stimmt Sie gelassener. Nun kommt die zweite Phase.

Wissenschaftler der Universität Herdecke haben vor einigen Jahren eine Untersuchung über Dichtung und Gesundheit veröffentlicht. Sie hatten herausgefunden, dass der Rhythmus der Hexameter in Homers »Ilias« und »Odyssee« langsame Atemschwingungen erzeugt. Dadurch entsteht eine deutliche »Synchronisation von Herzschlag und Atemfrequenz« und damit eine harmonische und regelmäßige Herzschlagfolge. Das Versmaß des Hexameters hilft dem Körper, seinen eigenen, guten Rhythmus zu finden. »Die Lunge atmet langsamer und der Blutdruck wird gesenkt.« Zur Übung eignet sich besonders der prächtige Anfang der »Odyssee«, der natürlich laut gelesen werden muss, um die Atmung positiv zu beeinflussen:

> »Singe mir, Muse, die Taten des vielgewanderten Mannes,
> der das heilige Troja zerstörte und sah auf bangender Irrfahrt
> so vieler Menschen Städte. Er lernte ihr Sinnen und Trachten
> und duldete tief im Herzen die Leiden des mächtigen Meeres,
> rang um die eigene Seele und die Heimkehr seiner Gefährten.
> Doch dem Bestreben zum Trotz war vergeblich die leidvolle Mühe:

> Die Toren gingen durch Leichtsinn am eigenen Frevel zugrunde.
> Als sie verbotenerweise die Rinder des Helios verspeisten,
> machte der Gott zunichte den Tag ihrer glücklichen Heimkehr.
> Greif in die Fülle, Göttin, um auch uns davon zu erzählen.«

Stärker noch als das *Sprechen* der Verse wirkt sich das *Singen* positiv auf Körper und Seele aus. Wer den Anfang der Odyssee im Sprechgesang laut vorträgt, wird es sofort spüren.

Auch Martin Luther vertrieb seine Depressionen erfolgreich mit Gesang. Das war seine Selbsttherapie. Wie eine andere wissenschaftliche Studie zeigt, stärkt tägliches Singen das Immunsystem und erzeugt positive Gefühle. Wer singt, atmet instinktiv richtig und bringt damit Seele und Körper ins Gleichgewicht. Diese Gymnastik des Geistes verbessert nachweislich die durch Stress geschädigten oder verkümmerten Nervenzellen. Denn Musik entspannt die Gefäße, wie eine Untersuchung von Herzspezialisten der Universität Maryland zeigt, die verblüffende Ergebnisse bringt: Nicht nur das Singen selbst bewirkt Positives für Leib und Seele, sondern sogar das Hören der eigenen Lieblingsmusik stärkt das Herz-Kreislauf-System. Es wirkt gefäßerweiternd wie das Lachen. »Wir haben bereits gezeigt, dass positive Emotionen wie das Lachen gut für die Gesundheit der Gefäße sind. Da auch Musik positive Gefühle erzeugt, war eine Studie in diese Richtung programmiert«, sagte Michael Miller, Leiter der Präventionsabteilung am kardiologischen Institut der Universität Maryland. Miller ließ zehn Studenten die Musik aussuchen, die sie »am glücklichsten« macht. Danach spielte er ihnen vier unterschiedliche Musikproben vor: die ausgesuchte Lieblingsmusik, Musik, die zum Lachen inspiriert, Entspannungsmusik und »anstrengende Musik«. Messungen am Oberarm brachten erstaunliche Resultate:

- Beim Hören der Lieblingsmusik erweiterte sich der Durchmesser der Gefäße um 26 Prozent.
- Bei »lustigen« Hörproben wurden die Gefäße um 19 Prozent weiter.
- Beim Klang von Entspannungsmusik vergrößerten sie sich jedoch nur um 11 Prozent.
- Bei anstrengender Musik verengten sich die Gefäße um 6 Prozent. Dieser gegenteilige Effekt verblüffte die Wissenschaftler besonders.

Aufgrund dieser Studie müssten die Schul- und Gesundheitsbehörden eigentlich die täglich verpflichtende Musikstunde in Schulen und Universitäten einführen und Firmen ihre Mitarbeiter zumindest zu Beginn jedes Arbeitstages ein Lied singen oder hören lassen.

2. Schönheit heilt

Wer in einem seelischen Abgrund steckt und seine Gedanken unablässig nur auf die eigenen Probleme richtet, bekommt den sogenannten Tunnelblick. Er sieht zwar das Licht weit entfernt, weiß aber nicht, ob und wie lange er braucht, um es zu erreichen. Das Gehirn umkreist ständig die ungelösten Schwierigkeiten. Man kann nicht mehr schlafen. Das fruchtlose Grübeln zieht einen immer tiefer in die Ängste und Depressionen hinab. Selbst Positives erscheint in einer solchen Situation hoffnungslos grau.

Dieser Zustand muss so schnell wie möglich durchbrochen werden. Hier kommen Natur und Kunst entscheidende Bedeutung zu. Die Schönheit eines Liedes, die in sich ruhende Harmonie einer Komposition von Bach, die heilende Stille einer gotischen Kathedrale oder die Heiterkeit eines Meisterwerks der bildenden Kunst wirken sofort auf die Seele und machen sie leicht. Auch ein Spaziergang durch die blühenden Wiesen an einem Maimorgen kann Licht ins Herz bringen.

Als es mir einmal sehr schlecht ging und ich nach einem Kreislaufkollaps infolge von Überarbeitung zur Erholung unter meinen Birken im Hof lag, hörte ich plötzlich im Rauschen der Blätter die Bäume miteinander reden. Das Rauschen war wunderschön. Plötzlich wurde mir klar: Wenn ich so unvernünftig weiterlebte wie bisher, würde ich bald an Überarbeitung sterben. An diesem Tag beschloss ich, mein Leben von Grund auf zu ändern. Und diesen Entschluss setzte ich unverzüglich in die Tat um. Ich hörte sofort mit dem Rauchen auf, nahm mir Zeit, ging in Konzerte, sang viel, las gut geschriebene Bücher und erfreute mich an schönen Gedichten wie Goethes »Uber allen Gipfeln ist Ruh, in allen Wipfeln spürest du kaum einen Hauch. Die Vöglein schweigen im Walde. Warte

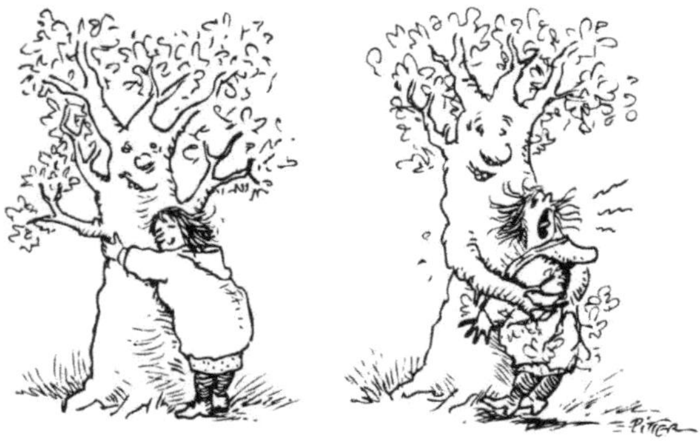

nur, balde ruhest du auch«. Ich ernährte mich besser, indem ich einfache, schmackhafte Mahlzeiten kochte und mit Freude aß. Durch tägliche Wanderungen baute ich Stresshormone ab. Ein halbes Jahr später war ich ein anderer Mensch.

Ein Freund von mir, ein Rundfunkintendant, bannt den zermürbenden Stress, indem er sein Büro täglich mit schönen Blumen schmückt. So holt er sich farbenfrohe Stimmungen in den Alltag. Filme zur Entspannung sollte man, wie Untersuchungen belegen, möglichst meiden, da die rasche Bilderfolge stressverstärkend auf Herz und Kreislauf wirkt.

3. Schreiben Sie sich die Sorgen von der Seele

Wer nachts vor Sorgen nicht schlafen kann, sollte aufstehen und Ängste und ungelöste Probleme, die ihn gefangen nehmen, notieren. Schreiben ist eine ausgezeichnete Selbsttherapie. Indem man sich auf das konzentriert, was einen zutiefst beunruhigt, gewinnt man Klarheit. Aber man sollte beim Schreiben nicht ins Grübeln verfallen und an Formulierungen feilen, sondern das Quälende möglichst rasch zu Papier bringen. Das Problem, das im Halbschlaf überwältigend groß erschien, wirkt dann, in zwanzig, dreißig Zeilen gepackt, plötzlich gar nicht mehr so bedrohlich.

Beim zweiten Schritt ist es hilfreich, den Wust der Probleme zu gliedern. Das Wort Problem kommt vom griechischen *próblema* und bedeutet u. a. Vorgebirge, Klippe oder auch das Aufgeworfene. Es handelt sich also um eine Barriere, die es zu überwinden gilt. Daher soll man nicht verzagen und sich nicht fragen, ob, sondern wie man das Problem überwindet. Probleme treten ja nicht nur beim Wandern auf, sondern täglich. Sie gehören zum Leben, und wer sie beherzt angeht, wird sie lösen. Denn eine Lösung gibt es immer.

Hat man scheinbar unlösbare Finanzschwierigkeiten, sollte man eine Aufstellung aller Schulden machen, den Einkünften gegenüberstellen und sich fragen, wie die ruinösen Ausgaben verringert werden können. Kaum jemand macht sich bewusst, dass Sparen eine große Einnahmequelle ist. Das beginnt ganz einfach damit, dass man von seinem Einkommen stets ein Drittel spart. Um dieses Ziel zu erreichen, ist es empfehlenswert, ein Haushaltsbuch anzulegen, gewissenhaft seine Ausgaben aufzulisten und nach ein paar Wochen zu schauen, welche Posten einzuschränken sind oder worauf man überhaupt verzichten könnte. Dabei wird Erstaunliches zutage treten. Wichtig ist, dass man nicht den Kopf in den Sand steckt, sondern seine Probleme nüchtern analysiert und aufarbeitet.

Zudem ist es hilfreich, ein Worst-Case-Szenario zu entwickeln, also die Frage zu stellen, was denn schlimmstenfalls passieren kann, wie zum Beispiel: Muss ich die Wohnung aufgeben und in eine kleinere ziehen? Ist das Auto zu teuer? Ist der Urlaub in diesem Jahr überhaupt noch finanzierbar? Dann beginnt die Suche nach Alternativen und ein Schub Kreativität, der oft zu überraschend positiven Ergebnissen und zur Entkrampfung der hoffnungslos scheinenden Situation führt, ändert die trostlose Lage völlig.

4. Mut machende Monologe

Menschen, die allein leben, reden mit sich selbst. Auch Künstler oder Wissenschaftler, die sich in einem kreativen Prozess befinden, überlegen oft laut. Beethoven lief, zum Erstaunen der Winzer in der Wiener Umgebung, laut deklamierend und singend durch die Weinberge, um einen musikalischen Gedanken klar herauszuarbeiten. Ebenso wie das Schreiben hilft das Selbstgespräch, die Gedanken zu ordnen und im Inneren Klarheit zu schaffen. Zunächst gilt es sich in schwierigen Situationen selbst zu ermutigen. Dazu sollte man eine aufrechte Körperhaltung einnehmen. Denn die äußere Haltung korrespondiert mit der inneren und verleiht sofort Kraft, die durch Sätze, die man sich selbst sagt, unterstützt wird, etwa »Das bekomme ich in den Griff« oder »Ich habe schon schwierigere Situationen bewältigt« oder »Das war ein Fehler, aber ich habe daraus gelernt«. Auch das Aufzählen bisheriger Erfolge ist hilfreich für die Selbstermutigung. Und wer sich für seine Arbeit nicht genug anerkannt fühlt, sollte durchaus den Mut zum Eigenlob besitzen. Denn manches, was hervorragend geglückt ist, wird nicht immer von Vorgesetzten und Kollegen als gelungene Arbeit erkannt oder aus Eifersucht und Neid abgelehnt. Also loben Sie sich selbst.

Heute kennt beinahe jedes Kind Vincent van Gogh. Zu seinen Lebzeiten galt der Maler als Spinner und nur eine Handvoll Freunde glaubte an sein Genie. Doch das machte van Gogh nichts aus: »Was bin ich in den Augen der Leute? Eine Null, ein Original oder ein unangenehmer Kerl, der in der Gesellschaft keine Stellung hat und auch nie eine erhalten wird.« Er wusste

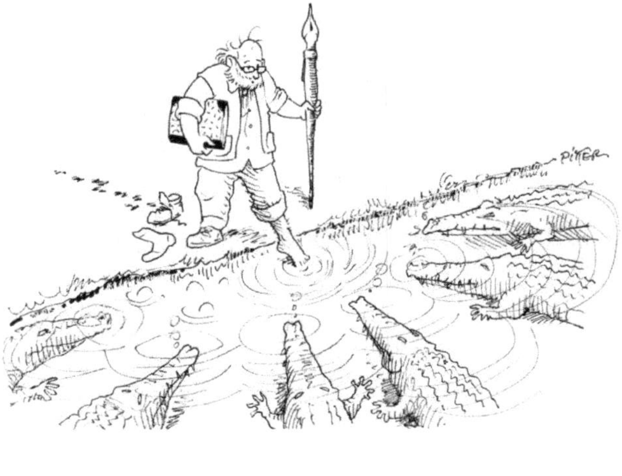

um die neue, unbekannte Qualität seiner Kunst, lobte das Gute in seiner Malerei, verbesserte weniger gelungene Entwürfe und entwickelte trotz Einsamkeit und Depressionen ein gesundes Selbstvertrauen.

»Ich möchte Porträts malen, die den Menschen in hundert Jahren wie Erscheinungen entgegentreten.« Dieses Ziel hat er erreicht: Der Maler, der zu seinen Lebzeiten nur ein einziges Bild verkaufte, gehörte bereits wenige Jahrzehnte nach seinem Tod zu den berühmtesten Künstlern der Welt und seine Bilder sind heute Millionen wert. Sein Überleben verdankte der Hungerkünstler seinem jüngeren Bruder, der ihm monatlich alles Geld schickte, das er entbehren konnte.

Auch der römische Kaiser Marc Aurel war ständig mit sich selbst im Gespräch. Sogar sein berühmtes Buch nannte er »An sich selbst« und reflektierte dort tagebuchartig seine Handlungen. Immer wieder ermahnte er sich, seinen Untergebenen gegenüber großmütig und verständnisvoll, sich selbst gegenüber nicht kleinmütig, sondern beherzt-zupackend zu sein, wenn ihm seine verantwortungsvolle Aufgabe als Oberhaupt des Römischen Weltreiches niederzudrücken drohte. Mentales Training hat erstaunliche Erfolge und scheidet oft das Wesentliche vom Unwesentlichen.

5. Distanz zu sich selbst schaffen

Jeder kennt es: Man ist entnervt, überlastet, ängstlich und will vor einer überwältigend erscheinenden Situation hinter der Fichte verschwinden oder sich durch einen Wutanfall befreien. Ein paar Stunden später stellt man fest, dass alles nur halb so schlimm war. Die beängstigende Vorstellung vor einer Auseinandersetzung ist im eigenen Kopf zu einem Monster gewachsen, das einen bis in die Träume verfolgt. Versuchen Sie, sich während einer hitzigen Debatte um ein nebensächliches Detail innerlich zurückzulehnen und in die Rolle des Beobachters zu schlüpfen. So als würden Sie einer komischen Auseinandersetzung um nichts in einer TV-Komödie zuschauen. Plötzlich erkennt man, wie lächerlich sich sonst sehr vernünftige Menschen benehmen können, wenn sie sich in eine Bagatelle verbeißen. Die Dinge nicht allzu ernst zu nehmen, entstresst sofort. Eine Diskussion, die gestern fast zu Handgreiflichkeiten führte, ist morgen vergessen. Wer es versteht, sich in einer erhitzten Runde innerlich auszuklinken, tritt spürbar gelassener und souveräner auf. Indem er sich selbst entspannt, entspannt er die ganze Diskussion.

Friedrich Dürrenmatt lässt in »Romulus der Große«, seiner herrlichen Komödie über den Untergang des Römischen Reiches, den Innenminister des Kaisers in Panik ausrufen: »Majestät! Es handelt sich um eine weltumstürzende Meldung!« Worauf Romulus gelassen antwortet: »Meldungen stürzen die Welt nie um. Das tun die Tatsachen, die wir nun einmal nicht ändern können, da sie schon geschehen sind, wenn die Meldungen eintreffen. Die Meldungen regen die Welt nur auf, man gewöhne sie sich deshalb so weit als möglich ab.«

In einer Zeit pausenloser Negativberichterstattung über jede kleinste Katastrophe rund um den Globus ist Romulus' stoische Aussage geradezu erheiternd. Mein Freund Gerald erzählte mir von einem damaligen Mitarbeiter im Weißen Haus, der sich die von der Bush-Administration gefälschte Meldung über Saddam Husseins Chemiewaffenproduktion so zu Herzen genommen haben soll, dass er darüber außer sich geriet und ein paar Stunden später an einem Herzinfarkt starb. Wenn die Aufregung darüber tatsächlich der Auslöser war, starb er an seiner eigenen Emotion. Also sollte man, bevor man sich über etwas erregt, innehalten und sich fragen, ob die Nachricht stimmt und ob sie die Aufregung überhaupt wert ist.

Natürlich ist es schlimm, wenn die Weltwirtschaft lahmt, weil dadurch viele Menschen ihre Arbeit verlieren. Trotz allem fahren wir immer noch mit dem Auto, fliegen in den Kurzurlaub nach Mallorca, haben es warm und genug zu essen. Der Einzelne kann am Auf und Ab der Ökonomie nichts ändern. Daher nützt es auch nichts, deprimiert umherzulaufen und vor Sorgen nicht mehr zu schlafen.

6. Der Befreiungsschrei

Gelassenheit erreicht man, indem man gezielt seinen Verstand einsetzt. Wie ausführlich dargelegt, ist es das Wichtigste, seine Emotionen in den Griff zu bekommen, sodass man seine Lage nüchtern analysieren kann. Manchmal ist es jedoch hilfreich, den inneren Druck spontan durch einen Schrei oder eine körperliche Aktion abzubauen, etwa mit der Faust

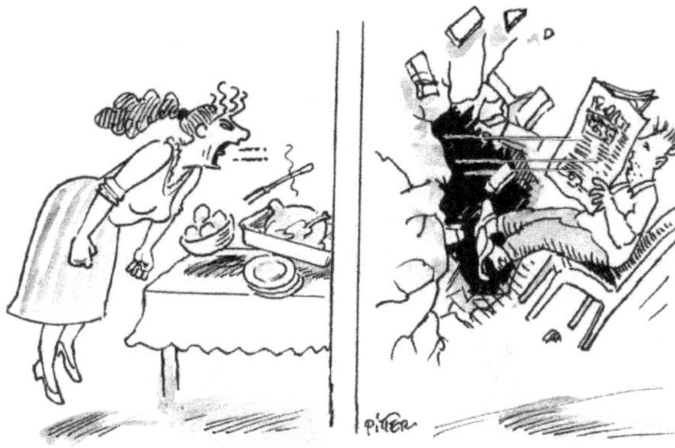

auf den Tisch zu schlagen oder etwas gegen die Wand zu werfen etc.

In Heimito von Doderers köstlichem Roman »Die Merowinger oder die totale Familie« gehen Choleriker zur Wuttherapie bei einem Wiener Psychiater. Dort wird ihr Jähzorn mittels schmerzhafter Nasenklammern, an denen die Patienten im Kreis geführt werden, bis ins Unerträgliche gesteigert. Auf dem Höhepunkt ihrer Aggression werden sie auf Gipsfiguren losgelassen, die sie in ihrer maßlosen Wut kurz und klein schlagen dürfen. Nach der befreienden Aktion ist ihre Wut vollständig verraucht und sie sind von ihrem unerträglichen Druck befreit. Diese komische Szene ist natürlich eine Satire auf die damalige Psychoanalytikermode in Wien und auf Sigmund Freud. Die modernen Japaner haben eine ähnliche Therapie: Fotos von unliebsamen Mitmenschen, meistens sind es Vorgesetzte, werden an die Wand gehängt und allen Ernstes bespuckt und beschimpft.

Aber: Befreiungsaktionen dieser Art sind tatsächlich hilfreich. Nur sollte man seine Gefühlsausbrüche höchstens, wenn überhaupt, in Gegenwart vertrauter Menschen zeigen. Andernfalls versorgt man Widersacher sofort mit Stoff für Gerüchte, die einem nachhaltig schaden können, zum Beispiel: »Die Frau ist fachlich gut, verliert aber unter Druck sofort die Nerven.« Oder: »Die ständige Brüllerei bringt ihn um jeden Respekt seiner Mitarbeiter.«

Mein Stiefvater hatte eine exzellente Methode, seinen Zorn auf andere abzubauen: Er ging in sein Arbeitszimmer, schloss die Tür hinter sich und ließ eine einsame Schimpfkanonade auf Mitmenschen los, die ihn gekränkt oder betrogen hatten oder deren Dummheit er nicht ertragen konnte. Nach zehn Minuten lustvoller Schimpferei hatte er sich wieder völlig im Griff und nahm das Leben wieder leichter.

Einer meiner Freunde schmettert Bälle an die Wand und schleudert sich auf diese Weise die Wut von Leib und Seele. Damit löst er nicht nur seelischen Frust, sondern auch verspannte Muskeln im Schulterbereich. Anschließend verzehrt er genüsslich ein Schnitzel und fühlt sich wieder wohl.

Im Gegensatz dazu gibt es die gezielte Zornaktion. Dies ist eine Kunst, für die man Fingerspitzengefühl besitzen muss. Sie ist keine emotionale Gefühlsaufwallung, sondern Ergebnis kluger Berechnung. Denn ein Zornausbruch zur rechten Zeit kann Nervtöter oder Kontrahenten binnen Sekunden in ihre Schranken weisen und eine verfahrene Situation klären. Doch sollte man früh genug innehalten, um nicht durch langatmige Zornausbrüche die Wirkung zu schmälern.

Äußerst überraschend ist eine uralte chinesische Gruppentherapie zum Abbau aufgestauter Aggressionen. Zu diesem Ritual trifft sich einmal jährlich der gesamte Clan. Man versammelt sich im Kreis und verschließt sich die Ohren mit Lehm. Dann befreit man sich gemeinsam, indem jeder sich die Wut auf andere von der Seele schreit. Man sagt einander die lange unterdrückte Wahrheit, verflucht seine Brüder, verhöhnt den autoritären Großvater, verspottet die bösartige Großmutter, wirft seinem Ehemann sein brutales Verhalten, der Ehefrau einen Seitensprung vor usw. Geschrei und Getobe werden immer wilder. Man beichtet seine Ehebrüche, gesteht Betrügereien, heimtückische Tricks, seine geheimen Laster, seine Ängste ... Kurzum, jeder schüttet vor den anderen sein Herz aus, bis ihm die Halsadern schwellen und er nur noch ein Krächzen von sich geben kann. Nach diesem Gefühlsausbruch kehrt allmählich Ruhe ein. Dann schauen sich alle an, lachen, nehmen den Lehm aus den Ohren, erheben sich und verneigen sich ehrfürchtig voreinander, gehen plaudernd nach Hause, wo man sich gegenseitig zum Tee einlädt und mit Geschenken beglückt, und leben das neue Jahr friedlich zusammen – höflich und liebenswürdig als kultivierte Menschen.

7. Seine Ziele klar herausarbeiten

Ein befreundetes Ehepaar wanderte vor ein paar Jahren durch den Himalaja in Nepal. Als sie nach ein paar Stunden Aufstieg den Blick auf die Gipfel richteten, schien es ihnen, als ob sie nur ein paar Meter vorangekommen wären. Erschöpft und leise verzweifelt, ob sie ihr Ziel jemals erreichen würden, dachten sie ans Aufgeben. Doch ihr Bergführer lachte und ermunterte sie mit der Erfahrung der Gebirgler, die ihnen das weitere Hinaufsteigen tatsächlich leichter machte: »Ihr dürft euren Blick nie auf das weit entfernte Ziel richten, das entmutigt, weil der Weg dahin unüberwindlich erscheint. Ihr müsst auf jeden einzelnen Schritt achten. Dann wird die Mühe leichter und ihr kommt langsam, aber stetig voran.« Mit diesem Trick schafften sie ihr Tagespensum, und von Tag zu Tag wurde ihnen der Weg leichter, bis sie schließlich das Ziel erreichten.

Wer unter dem Gebirgsmassiv seiner Arbeit zu verzweifeln droht, sollte zunächst seine Gedanken nicht zu weit vorauseilen lassen, sondern sich auf das Nahe-

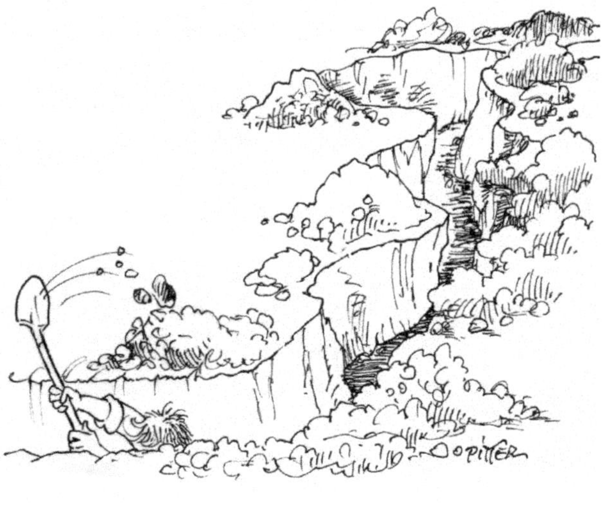

liegende konzentrieren. »Bringe die kleinen Dinge in Ordnung, dann folgen die großen von selbst«, lehrt Josef Kirschner. Der Gedanke ist großartig, nützt aber wenig, wenn man zum Beispiel lediglich pedantisch seine Schubladen aufräumt, nicht aber in der eigenen Seele Ordnung schafft.

Der römische Kaiser Hadrian organisierte sein Leben nach einem klaren Konzept. Er begann täglich mit Gymnastik und teilte die Stunden für seine Tätigkeiten und Ruhezeiten genau ein. Jeden Tag stellte er unter einen Leitgedanken wie »Taten sind Früchte, Worte nur Blätter«. Große, komplizierte Aufgaben zerlegte er in eine Anzahl kleiner, handlicher Einheiten. So löste er schwerwiegende Entschlüsse in winzige Entscheidungen auf. Nacheinander getroffen, führten sie mühelos zum folgerichtigen Ergebnis. Mit dieser Technik regierte er das riesige Römische Reich.

Versuchen Sie es: Hadrians Kunstgriff nimmt einem die Angst vor kompliziert erscheinenden Dingen. Man wird mit kleinen Erfolgserlebnissen belohnt und entwickelt so schrittweise Selbstvertrauen, um Größeres zu bewältigen.

8. Ein positives Umfeld schaffen

Ich weiß, das klingt fast zynisch. Wie soll man, wenn die Psyche leidet und man deprimiert in die Welt blickt, fröhlich-entspannte Menschen um sich scharen? Ein geflügeltes amerikanisches Sprichwort, von Eric Claptons Stimme rund um den Globus verbreitet, lautet: »Nobody knows you, when you are down and out.« Und das haben viele Menschen erfahren.

Mein verstorbener Nachbar, der Bauer und geniale Schnapsbrenner Ernst Völker, ein sehr ausgeglichener Mensch, sagte immer: »Wie man in den Wald hineinruft, so schallt es heraus.« Diese Volksweisheit trifft den Nagel auf den Kopf. Ich selbst habe erlebt, als es mir sehr schlecht ging, dass kaum noch eine Handvoll Freunde übrig blieb. Der Hilfe dieser wenigen Treuen verdankte ich mein Überleben. Sie retteten mich in meiner Verzweiflung und richteten mich auf. Später, als es mir wieder gut ging, übernahm ich bei einigen die gleichen therapeutischen Dienste.

Freunde sind neben der Familie das Wertvollste im Leben. Die Freundschaft vermindert das Schlimme und vermehrt das Gute. »Sie ist das einzige Mittel gegen das Unglück und ist das Freiatmen der Seele«, sagt Arthur Schopenhauer. Was nützt dir ein Sack voll Geld, wenn du keine Freunde hast, die es frohen Herzens mit dir teilen?

Erst das Teilen der schönen Dinge macht das Leben reich. Schiller dichtete darüber den wunderbaren Vers in seinem Lied an die Freude: »Wem der große Wurf gelungen, eines Freundes Freund zu sein.« Doch Freunde fallen nicht vom Himmel. Erst nach Jahren und einigen Bewährungsproben wissen wir, wer unsere wahren Freunde sind. Aber diese sind dann unser Notnagel in allen Stürmen des Lebens. François de La Rochefoucauld sagte den ganz wichtigen Satz: »Es ist eine größere Schande, seinen Freunden zu misstrauen, als von ihnen betrogen zu werden.« Das bedeutet: Das Vertrauen steht über allem. Und selbst wenn es enttäuscht wird – die wenigen Bewährten gehören zum Königreich der wahren Freundschaft.

Darüber hinaus gibt es natürlich Menschen, mit denen man freundschaftlichen Kontakt pflegen kann – Nachbarn, Arbeitskollegen, Sportsfreunde, die einen schätzen und unterstützen, wenn man nicht in guter Verfassung ist. Ein solches soziales Umfeld entsteht nicht von selbst, sondern muss über Jahre aufgebaut werden und schließt gegenseitige Wertschätzung ein. Und wer darüber verfügt, sollte sich glücklich schätzen und es nutzen, wenn die Welt nicht rosig aussieht. Und da jeder geliebt und anerkannt werden will, funktioniert das Prinzip des gegenseitigen Gebens und Nehmens auch hier.

9. Die Dinge nicht zu schwarz sehen

In der Theorie klingt das einfach. Doch wie kann man die Finsternis aus der Seele vertreiben, um wieder ins Gleichgewicht zu kommen? Der amerikanische Psychologe David G. Myers hat herausgefunden, mit welchen Methoden das Wohlbefinden positiv beeinflusst werden kann:

- Wenn Erwachsene ermuntert werden, sich optimistisch zu verhalten oder positiv darüber zu reden, beginnen sie ihre negative Grundeinstellung zu verändern und ihren Sinn für das Wohlgefühl zu schärfen.

  Ein früherer Geschäftspartner bezeichnete das immer mehr um sich greifende schwarzseherische

Nörgeln als ein »Sich-krank-Jammern«. Das ist eine ausgezeichnete Wortschöpfung. Je negativer man die Welt sieht, umso deprimierter wird man selbst.

- Statt sich mit Zukunftssorgen zu plagen, sollte man mehr in der Gegenwart leben und jeden Augenblick genießen. Von dem großen chinesischen Dichter Li Tai-Bo stammt der schöne Spruch »Die Vergangenheit ist tot, die Zukunft ungefährlich«. Tatsächlich ist es für mich hier und jetzt egal, was sich in anderen Sphären des Lebens abspielt oder wie bedrohlich die Zukunft erscheint, denn ich lebe ja jetzt und weiß sowieso nicht, was morgen oder im nächsten Jahr geschieht.
- Wer seine Arbeit widerwillig verrichtet und keine Freude daran hat, kann natürlich nicht glücklich sein. Denn einen großen Teil des Tages und unse-

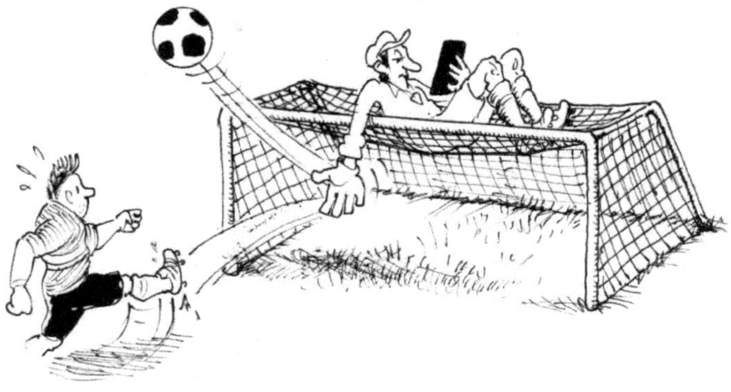

res Lebens sind wir mit dem Broterwerb beschäftigt. Wer fröhlich zupackt, fördert seine Begabungen und damit seine Freude am Schaffen – und am Leben.

- Gesunde Ernährung und regelmäßige Bewegung fördern die körperliche Gesundheit. Wer seinen Körper pflegt und fit hält, schützt sich vor dem »Versumpfen«, das schlechte Ernährung und unbewegliches Hocken vor dem Fernseher hervorrufen.

Als der später große römische Redner, Schriftsteller und Politiker Marcus Tullius Cicero die Rhetorikschule des berühmten Rechtsgelehrten Apollonius Molon besuchte, begann zu Ciceros Erstaunen der Unterricht nicht mit eleganten Formulierungen, sondern mit Leibesübungen.

Molon boxte dem schwächlichen Studenten auf den Brustkorb, dass dieser in die Knie ging, und sagte: »Eine öffentliche Rede ist wie ein Wettlauf. Sie verlangt Durchhaltevermögen und Kraft.«

Cicero musste sich mit gespreizten Beinen und durchgedrückten Knien hinstellen und zwanzig Mal die Erde vor jedem Fuß berühren, zwanzig Liegestützen machen und die Bauchmuskeln trainieren. Als Cicero zu Kräften gekommen war, ließ ihn Molon in der Mittagshitze einen steilen Berghang hinaufsteigen und dabei laut Übungsszenen aus Theaterstücken rezitieren. Nach ein paar Wochen war aus dem nervösen Studenten ein selbstbewusster, kräftiger Mann geworden.

Der Psychiater Perera sagt: »Körperliche Aktivität ist großartige Medizin gegen Stress.« Medizinische

Vergleichsstudien weisen nach: Täglich ein rascher Spaziergang von 30 Minuten ist ebenso hilfreich – und wahrscheinlich sogar besser – als Antidepressiva.

- Nahrung für das Gehirn: Hirnforscher und Ernährungswissenschaftler haben die Wirkung von Nahrung auf das Gehirn untersucht. Fleisch, Fruchtsaft und Rüben sind Balsam für Nerven und Gehirnzellen. Besonders gut ist Fisch. Je besser das Gehirn arbeitet, umso leichter bekommt man auch seine Emotionen in den Griff und wird dadurch gelassener. Also lohnt es sich, sein Gehirn mit gesunder Nahrung zu versorgen.

1. *Im Braten* ist die Aminosäure Tryptophan enthalten, die der Mensch nicht selbst erzeugen kann. Enzyme verwandeln sie in *Serotonin, das wie ein Antidepressivum wirkt und angenehme Schläfrigkeit hervorruft.*
2. Je ausgewogener *sich Menschen* mit viel Obst und Gemüse und wenig gesättigtem Fett *ernähren, umso besser können sie denken.*
3. *Docosahexaensäure (DHA) gehört zur Klasse der Omega-3-Fettsäuren und bürgt für das* normale Funktionieren des Gehirns. *Der Körper kann DHA selbst kaum erzeugen. Sie* ist in fettem Fisch reichlich vorhanden. Es besteht ein Zusammenhang zwischen Konzentrationsstörungen, Rechtschreibschwäche, *Deme*nz und einem Mangel an Omega-3-Fettsäuren.

In Deutschland und anderen westlichen Ländern ist der Konsum von Omega-3-Fettsäuren in den letzten 100 Jahren dramatisch zurückgegangen – während die Depressionsrate auf ein höheres Niveau gestiegen ist. Anders in Japan, wo roher Fisch das Nationalgericht ist. Dort sind Depressionen selten.

4. Stark zucker- und fetthaltiges Junkfood hat den gegenteiligen Effekt. Wer sich regelmäßig damit mästet, baut geistig ab und wird anfälliger für Hirnschäden.
5. Beeren, Weintrauben und Rotwein enthalten Antioxidantien. Diese mindern schädliche Prozesse in den Zellen. Wer sich damit vernünftig ernährt, erzielt Verbesserungen der Gehirnfunktionen und stärkt sein Gedächtnis. Wer drei Monate lang jeden Tag zwei Gläser Blaubeersaft trinkt, hat ein besseres Erinnerungsvermögen als zu Beginn der Saftkur.
6. Gehirnerschütterungen heilen besser, wenn man vier Wochen lang Curcumin ins Essen mischt. Der gelbe Stoff ist im Kurkuma-Gewürz, Senf und Currypulver enthalten.
7. Die Kombination von Uridinmonophosphat aus Rüben, Cholin aus Eiern und der Fettsäure DHA aus Fischen ist ideal für das Gehirn.
8. Den gleichen Effekt hat eine tägliche Kombination von zwei Tassen Blaubeeren, 30 Gramm Walnüssen und Lachs.

- Durch mentales Training kann ein gestresster Mensch sein Gehirn umtrainieren. Dazu werden professionelle Trainingsprogramme angeboten, die auf uralte buddhistische Klosterübungen zurückgehen. Diese werden von Psychologen als »achtsamkeitsbasierte Stressreduktion« bezeichnet.
  Der Sinn besteht darin, die ganze Konzentration auf das Hier und Heute zu richten. So verbannt man düstere Zukunftsvisionen. Therapieteilnehmern geht es nach acht Wochenkursen bereits erheblich besser: Ihre psychische Belastbarkeit wird durch die Regeneration und Entwicklung neuer Nervenzellen deutlich gesteigert.

Der Psychologe Richard Davidson untersuchte an buddhistischen Mönchen, wie das Meditieren das Gehirn beeinflusst. So wurden einem Mönch, der über 10 000 Stunden in der Einsamkeit des Himalajas meditiert hatte, Elektroden auf der Schädeldecke angebracht. Das Ergebnis war verblüffend: Die Gammawellen, die durch sein Gehirn gingen, waren 30-mal so stark wie die von Davidsons Studenten. Der Mönch war völlig stressfrei und daher zu geistigen Höchstleistungen fähig.

Diese Erfahrung könnte man auf unser modernes Leben übertragen. Wer täglich ein paar Stunden konzentriert in einer ruhigen Umgebung an »nichts« denkt, entspannt sein Gehirn und lässt es sich positiv verändern. Wer sich täglich eine knappe Stunde Meditationsübungen verordnet, hat, nach Untersuchungen der Psychologin Sara Lazar, eine deutlich dickere Hirnrinde als Menschen, die nicht meditieren.

Mein Freund Hans hat ständig einen Zettel in seinem Tresor liegen, auf dem »Zehn Kilo Gold« steht. »Damit fühle ich mich reich, selbst wenn mein Kontostand tief im Minus ist«, sagt er lachend.

Ein anderer Freund kam neulich mit einem nagelneuen roten Sportwagen vorgefahren. Ich war völlig überrascht. Denn dieser Freund neigt zur Sparsamkeit bis zum Geiz. Ich rief ihm beim Aussteigen zu: »Hast du im Lotto gewonnen?« – »Im Gegenteil«, lachte er, »das, was mir vom Börsencrash übrig geblieben ist, habe ich zu Geld gemacht und diesen Wagen davon gekauft. Das war ein alter Traum von mir. Aber aus Sparsamkeit habe ich mich nie entschließen können, mir etwas zu leisten, was mir Spaß macht. Der Börsensturz hat mich von meinem Geiz befreit.« Diese gesunde Einstellung könnte von Äsop inspiriert sein.

Unglücklich sein kann jeder. Dazu gehört nicht viel. Man muss sich nur gehen lassen. Das ist bequemer, als sich aufzuraffen und zu disziplinieren. Seltsamerweise fühlen sich viele Menschen sicherer, wenn sie Probleme haben. Für manche ist es sogar ein Antrieb, andere benutzen Probleme als Rechtfertigung für ihr Versagen. Es gibt jedoch Menschen, die das Talent zum Glücklichsein zu besitzen scheinen wie andere fürs Geldmachen. Nun ist das Wohlfühlen, wie fast alles im Leben, durch Übung zu erreichen, wie an den obigen Lektionen gezeigt wird. Ganz wichtig ist, dass man erkennt, welch wunderbares Geschenk das Leben überhaupt ist und welche kreativen Möglichkeiten jeder besitzt. Selbst Gefängnisinsassen beginnen trotz ihrer deprimierenden Situation sofort, die Wände zu bemalen. Jeder will – und kann – gestalten.

Wenn einem ein Gedicht, ein Bild, ein Musikstück gelingt, fühlt man sich besser. Man hat durch die schöne Anstrengung sich selbst etwas Gutes getan.

Als ich Bruder Sebastian, den Musikmeister des Klosters Königsmünster in Westfalen, einmal fragte, ob das ständige Singen der Stundengebete nach Wochen und Monaten nicht langweilig werde, antwortete er: »Im Gegenteil. Das ist für mich die reinste Medizin.« Denn um im Chor schön zu singen, müssen die geistigen, seelischen und körperlichen Kräfte aktiviert werden. Und diese tägliche Leistung trägt sehr wesentlich zum Wohlbefinden bei. Hören Sie sich in die Aufnahme »Chant« ein, gregorianische Kirchengesängen, die die Mönche vom Stift Heiligenkreuz zu einem Welterfolg gemacht haben. Stellen Sie sich aufrecht hin und hören Sie mit geschlossenen Augen zu, bis die meditativen Gesänge Ihrer Seele Ruhe bringen.

Wer es schafft, sich durch Selbstdisziplin die täglichen Übungen aufzuerlegen, wird sich nach ein paar Tagen besser fühlen und darf stolz auf sich sein. Und wer ein gesundes Selbstvertrauen entwickelt, wird auch von anderen geschätzt. Dann sollte man sich für seine Leistung belohnen, weil man Schwäche in Stärke verwandelt hat.

10. Professionelle Hilfe suchen

Aber: Wer es trotz allen Bemühens nicht allein schafft, aus seiner seelischen Misere herauszukommen, sollte unbedingt professionelle Hilfe suchen. Hier gibt es viele Möglichkeiten vom Gruppenseminar und Meditationskurs über Psychotherapie und Chorgebet mit Mönchen bis hin zur Akupunktur. Und manchmal hilft bereits ein Gespräch mit einem Fachmann, um das unbewältigte Problem klar herauszuarbeiten. Ein Freund, dessen höchst aufreibender Beruf als Manager ihn wöchentlich durch die halbe Welt führt, ist oft so überanstrengt, dass er nicht mehr schlafen kann. Ihm hilft Akupunktur sofort, den verlorenen Schlaf zu finden und sich ganz zu entspannen.

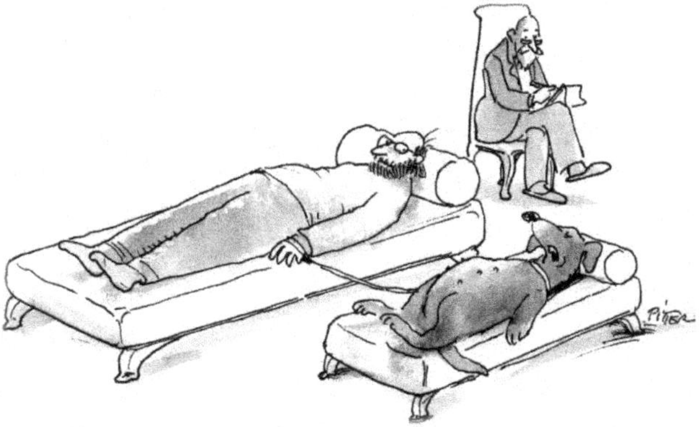

Vorgedacht – nachgedacht. 99 kleine Wege zur Gelassenheit

Dieses Buch ist einerseits eine Anleitung, das Geheimnis der Gelassenheits-Philosophie zu erlernen, andererseits soll es beitragen, diese Fähigkeit auch zu erhalten. Denn was nützt es, wenn jemand bei exzellenten Lehrern das Geigenspiel erlernt und es zu gutem Erfolg gebracht hat, aber sein Können nicht durch Übung frisch hält und zur wahren Meisterschaft führt. Alle unter Mühe erworbenen Fähigkeiten gehen rasch wieder verloren, wenn man sie nicht täglich trainiert.

Dienten die ersten Kapitel zum Verständnis, wie Gelassenheit erworben werden kann, so sind die folgenden Abschnitte als unterhaltender Lehrstoff gedacht, der die Erfahrungen anderer in knapper Form bringt. Daher sollte dieses Buch – wie das Brevier des Geistlichen – ein ständiger Begleiter sein, um seine Gedanken wachzuhalten und zu schärfen. Der heilige Benedikt sagte: »Große Dinge werden durch Wiederholung nicht langweilig. Nur das Belanglose braucht die Abwechslung und muss schnell durch anderes ersetzt werden. Das Große wird größer, indem wir es wiederholen, und wir selbst werden reicher dabei und werden still und werden frei.«

Ich weiß aus eigener Erfahrung, dass sich mir die Weisheit eines Gracian, Marc Aurel oder Epiktet erst durch jahrelange Beschäftigung mit ihren tiefsinnigen Gedanken erschlossen hat. Es ist, als ob man täglich den vertrauten Weg geht, wo man bereits jedes Detail zu kennen meint, und nach Jahren plötzlich eine besonders schöne Giebelform, eine nie zuvor gesehene Gartenstatue oder ein originelles kleines Geschäft entdeckt.

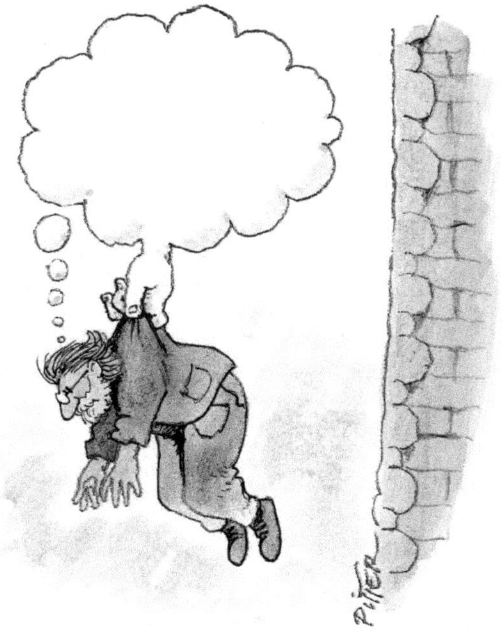

1

»Wenn du den Tag mit Lachen beginnst, hast du bereits gewonnen.«

Musonius

Das leuchtet jedem ein. Aber wie kann ein Morgenmuffel seine Griesgrämigkeit in Fröhlichkeit verwandeln? Es gibt eine Lachtechnik, die den ganzen Tag vergoldet. Noch bevor man die Augen öffnet, streckt man jeden Teil seines Körpers genüsslich wie eine Katze. Dann beginnt man mit einem hohen »Hihi« zu lachen. Zunächst ist es künstlich, doch dann lacht man über sein eigenes komisches Lachen, lacht über sich selbst, über seinen Ärger, nervtötende Zeitgenossen, seine Sorgen und sogar über seinen Schmerz. Das Lachen setzt Glückshormone frei, sorgt für eine bessere Sauerstoffzufuhr und baut das Stresshormon Adrenalin ab. Lachen senkt zudem den Blutdruck und stärkt das Immunsystem. Wer sich lachend aus dem Bett erhebt, begegnet seinen Mitmenschen gut gelaunt – und die lächeln zurück.

2

»Sparen ist eine große Einnahme.«

Seneca

Egal, mit wie viel Mühe das Geld erworben wurde, die meisten Menschen geben es ganz locker für Nichtigkeiten aus. Selbst Gutverdiener, die unbekümmert jeden Tag im Restaurant essen, Prestigeautos fahren und Markenkleidung kaufen, haben schnell ihre liebe Not, mit ihrem Einkommen auszukommen. Wer in die Schuldenfalle gerät, ist ein armer Teufel, der nicht nur seine Gelassenheit, sondern auch seine Freiheit verloren hat.

Es gibt eine einfache Methode, sich Sparsamkeit anzugewöhnen und damit seine Freiheit zu bewahren. Die erste Regel lautet: Gib weniger aus, als du einnimmst. Die zweite heißt: Bezahle stets bar, dann verlierst du nicht den Überblick über deine Ausgaben. Versage dir nichts, was zu deinem Behagen notwendig ist, aber lebe einfach und mäßig.

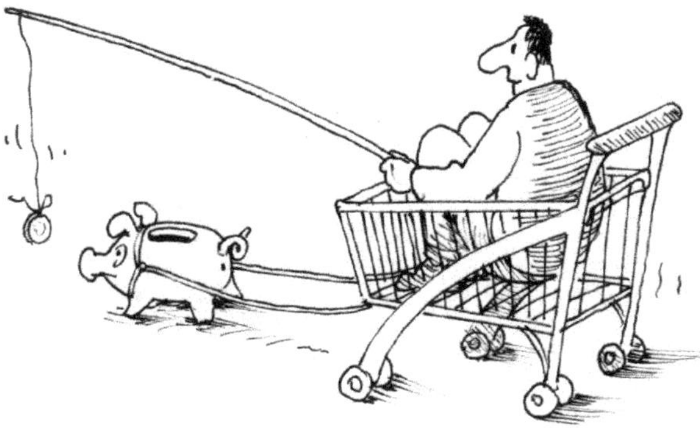

3

»Steh dreimal früh auf – damit hast du einen ganzen Tag gewonnen.«

Han Fe Dse

Die meisten Menschen hetzten heute ihrer verrinnenden Zeit nach. Ihr Terminkalender ist übervoll. Und je mehr uns zeitsparende Geräte wie Laptop, Handy oder Flugzeug zur Verfügung stehen, umso weniger Zeit haben wir, weil wir immer mehr in unseren Tag hineinstopfen. Anstatt Zeit zu sparen, sollten wir einfach einmal Zeit verschwenden. So wie wir uns zur Belohnung ein besonders gutes Essen gönnen, sollten wir uns hin und wieder mit ein paar Stunden Zeit belohnen. Und die holt man sich, indem man dreimal in der Woche etwas früher aufsteht, um einmal das zu tun, was man schon lange wollte – einfach das Nichtstun genießen.

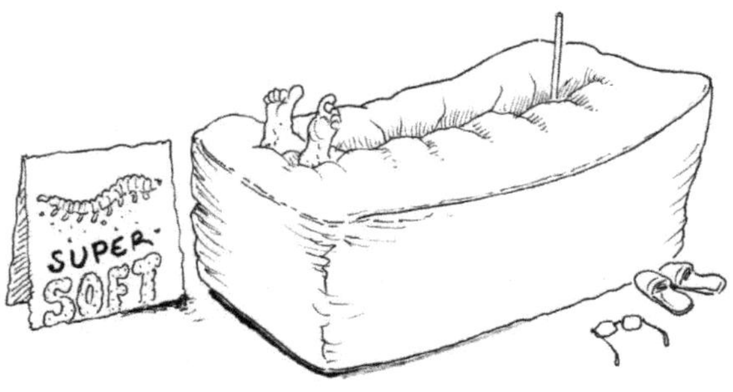

4

»Vielwisserei bildet den Geist nicht.«

Heraklit

»Schnellkurs in Spanisch«, »Im Galopp durch die Kunstgeschichte«, »Mit Volldampf durch die Weltgeschichte«. Auch Bildung muss heute schnell gehen. Warum eigentlich? Sicher, mit dem Anhäufen von »Fastfoodwissen« kann man bei Fernsehratespielen sogar das große Los gewinnen. Aber was bringt die Wissensspielerei für den Geist? Wenig. Eine gründlich erlernte Sprache formt Denken und Gespür für den klaren Ausdruck, das Erlernen eines Instruments schult unser Gefühl für Rhythmus und Harmonie, tiefes Wissen über die Natur bereichert unser Empfinden für Zusammenhänge. Wahre Bildung ist harte Arbeit, die jeder selbst leisten muss. Und je mehr Energie Sie hineingeben, umso reicher werden Sie auch belohnt. Denn der Gebildete besitzt die Fähigkeit, Wesentliches vom Unwesentlichen zu unterscheiden und das Wesentliche ernst zu nehmen.

5

»Sprich nicht schlecht über andere.«

Peter Longmeadow

Wir kennen alle die Situation. Bei einer Party muss jemand früher gehen. Kaum hat er den Raum verlassen, erhebt sich eine Stimme, die sein »unmögliches« Outfit bemängelt. Eine weitere Stimme kritisiert sein kostspieliges Auto. Ein anderer berichtet scheinbar bedauernd, dass der Abwesende Ärger in seiner Beziehung habe. Kurz darauf besingt ein missgünstiger Chor Mängel des Abwesenden und erbaut sich an dessen Lastern. Von Hass, Neid und Missgunst beseelte Gefühle vereint die Versammelten. Gewöhnlich werden gerade jene, denen andere Gutes verdanken, kritisiert und verleumdet. Warum? Menschen, die sich unglücklich fühlen, wollen anderen ihr Glück nicht gönnen. Unglück liebt Gesellschaft. Suchen Sie sich Freunde, die positiv denken und aus liebendem Herzen handeln, das macht fröhlich und leicht.

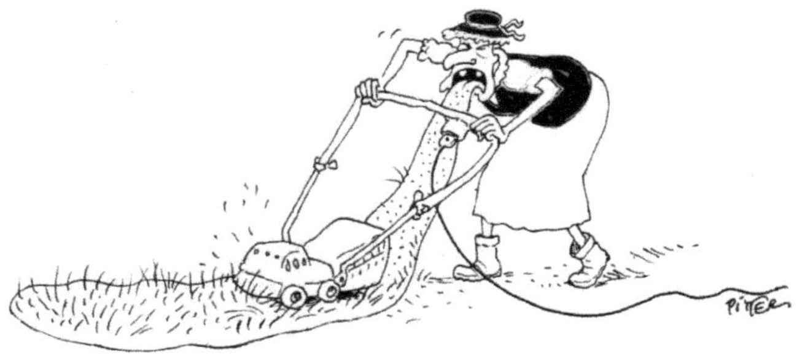

6

»Wenn du heute nicht etwas besser bist, als du gestern warst, bist du gewiss etwas schlechter.«

Marie von Ebner-Eschenbach

Die Schwierigkeit besteht darin, die Weisheit, die darin enthalten ist, für sich selbst nutzbar zu machen. Ich kam mit zehn zur höheren Schule. Wir hatten sehr gute Lehrer, die den Schülern viel Verständnis entgegenbrachten. Eines Tages sagte mir der Deutschlehrer vor der ganzen Klasse, er hätte sich von mir mehr erwartet. Ich hätte große Fähigkeiten, würde aber mein Potenzial nicht nutzen.

Das beschämte mich so, dass ich meinen Lehrer später fragte, was ich denn tun könne. »Arbeite an deiner Handschrift«, sagte Herr Reininger, »je schöner sie wird, umso besser wirst du selbst.«

Ich konzentrierte mich auf das, was ich tat. Dadurch wurde nicht nur meine Handschrift besser, sondern ich ging auch jede Arbeit, die ich anfing, bewusster an. Ich lernte die Technik des Lernens und zielgerichtet zu arbeiten. Ich wurde jeden Tag ein wenig besser.

7

»Pünktlichkeit ist die Höflichkeit der Könige.«

König Ludwig XVIII. von Frankreich

Dieser Satz stammt von einem König, der es sich erlauben konnte, sich zu verspäten. Aber König Ludwig kam nie zu spät – aus Höflichkeit zu seinen Mitmenschen. Uns allen passiert es immer wieder: Wir sind mit jemandem verabredet und hetzen uns ab, um den Termin einzuhalten. Leider kommt unser Partner eine halbe Stunde zu spät. Entweder ist dieser Zeitschmarotzer einfach unhöflich zu Ihnen oder er ist arrogant und hält sich für wichtiger oder er ist überhaupt ein unzuverlässiger Mensch. Ich schlucke dann meinen Ärger hinunter und sage ruhig: »Wenn du ein Flugzeug erreichen musst, bist du immer pünktlich. Das nächste Mal, wenn du spät kommst, bin ich fort. Wenn dir an meiner Freundschaft etwas liegt, solltest du zuverlässiger werden.« Die meisten lernen es, pünktlich zu sein.

8

»Angst ist ein schlechter Ratgeber.«

Gwen Arrach

»Angst isst die Seele«, hat ein weiser Indianerhäuptling gesagt. Die Angst ist der größte Feind des Menschen. Sie ist oft der Grund für Krankheit, Misserfolg oder Aggression gegen seine Mitmenschen. »Was ich am meisten fürchtete, ist über mich gekommen«, sagt der unglückliche Hiob in der Bibel. Es ist die eigene Fantasie, die das Unheil in uns heraufbeschwört. Wie können Sie Ihre Ängste überwinden?

Indem Sie sich ihnen stellen. Goethe litt an Höhenangst. Um sie zu besiegen, ging er mit langsamen Schritten auf seinen Stock gestützt an den Rand eines Abgrunds und blickte mutig hinab. Eines Tages war die Angst verschwunden. Haben Sie Angst vor einem Vorgesetzten, stellen Sie ihn sich nackt vor – und sein autoritäres Gehabe kommt Ihnen so lächerlich vor, dass Ihre Angst verfliegt.

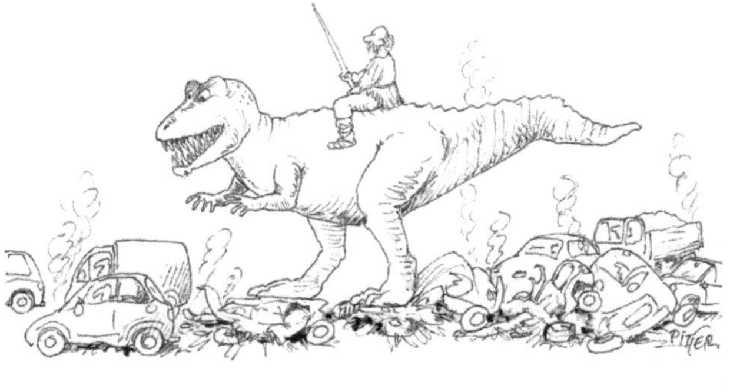

9

»Sei großzügig im Spenden von Aufmerksamkeit.«

William Fletcher

Leider gibt es um uns herum viele schwierige Mitmenschen. Die meisten sind kompliziert, weil sie überfordert sind. Junge Mütter kommen mit der Dreifachbelastung Kinder, Haushalt und Beruf kaum zurecht. Andere haben schwierige Kindheitserlebnisse nicht verkraftet. Familienväter bauen ihre Existenz auf und nebenher ein Haus und sind nur noch gestresst. Viele fühlen sich einsam und ausgebrannt. Eine Freundin von mir ist seit Monaten mit den Nerven am Ende, weil ihre 16-jährige Tochter mit gnadenloser Härte ihre Pubertät auslebt. Natürlich kann ihr niemand bei der Bewältigung dieses Konflikts helfen, aber es tröstet sie, wenn sie mit mir darüber sprechen kann. Ein wenig Verständnis, ein wenig Zuhören, ein wenig Zuwendung bewirken Wunder in den Herzen unserer Nächsten.

10

»Alles hat seinen Preis.«

Dieser Satz ist eine der größten Weisheiten der Weltgeschichte. Jeder Mensch sollte sich ihn jeden Tag ins Gedächtnis rufen, denn er betrifft alle unsere Handlungen. Bevor man zum Beispiel einen verantwortungsvollen Posten übernimmt, sollte man darüber nachdenken, was man dafür opfern muss. Sicher, man bekommt viel Geld und Macht, aber wie viel muss man dafür bezahlen? Statt den Abend mit seiner Familie zu verbringen, sitzt man bis in die Nacht mit wichtigen Geschäftspartnern zusammen, arbeitet am Wochenende unerledigte Akten durch, hetzt von Termin zu Termin und hat keine Zeit mehr für sich selbst. Wenn man dann mit 50 auf sein Leben zurückblickt, kommen einem 25 Jahre vor wie ein einziger stressiger Arbeitstag. Man sollte einfach mehr darüber nachdenken, worin der wahre Wert des Lebens besteht.

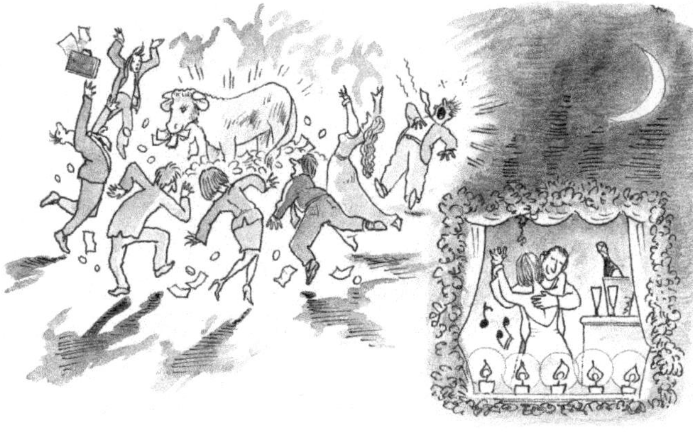

11

»Seinen Freunden zu misstrauen ist eine größere Schande, als von ihnen betrogen zu werden.«

La Rochefoucauld

Früher reichte unter Ehrenmännern ein Handschlag. Heute nützt kaum noch der vom Rechtsanwalt ausgearbeitete Vertrag. Misstrauen breitet sich zwischen Geschäftsfreunden aus wie eine Krankheit. Jeder versucht, den anderen übers Ohr zu hauen, Vorteile durch juristische Tricks zu erschleichen oder sich unrechtmäßig Besitz anzueignen. Brautpaare setzen – bereits vor der Hochzeit misstrauisch aufeinander – Eheverträge auf. Trotz bis ins Detail ausgefeilter Verträge rollt eine Prozesswelle durch die Gerichte. Das Vertrauen, die wichtigste Basis im menschlichen Zusammenleben, geht uns immer mehr abhanden. Vielleicht hilft uns La Rochefoucaulds Weisheit, eine neue Moral des Vertrauens aufzubauen. Wenn Sie nicht anfangen, Ihren Freunden zu vertrauen – warum sollten sie dann Ihnen vertrauen?

12

»Vertu deine Zeit nicht mit unnützem Klagen.«

Michel de Chassecourt

Jedem von uns gellt im Leben hin und wieder etwas schief. Einer meiner Freunde scheint vom Unheil jedoch geradezu heimgesucht zu werden. Entsprechend düster ist seine Weitsicht. »Ja, aber .« ist sein Standardsatz, der unweigerlich auf Verbesserungsvorschläge kommt. Er sieht zunächst immer nur die negativen Seiten jeder Sache. Eines Tages machte ich ihn mit dem Robinson-Crusoe-Prinzip bekannt. Robinson strandet auf einer einsamen Insel und muss ums nackte Überleben kämpfen. Was er anfasst, muss Erfolg haben.

Er hat keine Zeit, sein Schicksal zu beklagen, und lernt aus seinen Fehlern und Rückschlägen, mit Zähigkeit jedes gesetzte Ziel zu erreichen. Wer seine Arbeit lieben lernt, dem kommt die Freude zu Hilfe. Man möge bedenken:

Wer jammert und in Selbstmitleid versinkt, verjagt sein Glück.

13

»Geld ist die zerbrechlichste aller Illusionen von Sicherheit«

Ron Kritzfeld

Als ich im September 2008 mit meiner Mutter die Nachrichten über die Finanzkrise im Fernsehen verfolgte, meinte sie: »Ich werde morgen 2000 Euro von der Bank holen.«

Ich lachte und meinte, so schlimm würde es wohl nicht werden. »Das weiß man nie. Ich habe zwei Währungsreformen miterlebt. Wer in Katastrophenzeiten kein Bargeld hat, ist schlimm dran.« Sie holte das Geld. Ein paar Tage später bekam ich mit meiner österreichischen Bankomat-Karte bei vier Bankautomaten keinen Euro. Auch der Versuch, per elektronische Anweisung zu Geld zu kommen, klappte nicht, obwohl ich den Berliner Bankangestellten meine Bank anrufen ließ.

Das Geld sei zwar in Sekundenschnelle da, hieß es, aber es könne erst morgen ausgezahlt werden. »Morgen« war ein Samstag und die Bank geschlossen. Also würde ich erst am Montag mein Geld erhalten. Was tun? Zum Glück hatte ich Freunde in Berlin, die mir etwas borgten. Daran erkannte ich die Weisheit meiner Mutter. Ein kalifornischer Freund, der überall auf der Welt Kraftwerke gebaut und viele abenteuerliche Erfahrungen gesammelt hat, hat auf Reisen stets 2000 Dollar Bargeld in der Tasche. »Damit kannst du von jedem Ort der Welt zur Not sofort nach Hause fliegen«, erklärte er. Vorausdenken schützt vor brenzligen Situationen, bewahrt vor Panik und erlaubt gelassenen Umgang mit dem Unvorhersehbaren.

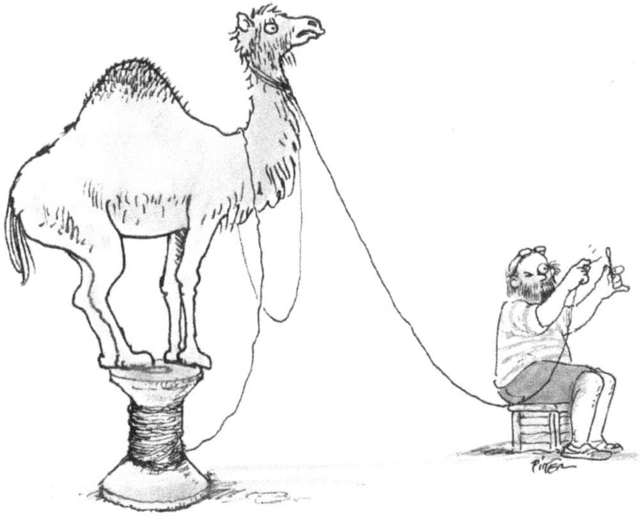

14

»Einsamkeit bedeutet Frieden.«

Tacitus

Fast jeder Morgen beginnt für die meisten mit Stress, der sich im Laufe des Tages steigert, bis sie abends erschöpft ins Bett sinken. Sogar der lang ersehnte Urlaub artet oft in nervenaufreibende Strapazen aus. Wenn ich an Österreich vor 30 Jahren zurückdenke, kommt mir die damalige Zeit wie ein Paradies vor. Ich kam aus dem hektischen Deutschland über die Grenze, und sofort war das ganze Leben entspannt. Die meisten Österreicher hatten zwar wenig Geld, aber genug zum Leben und – Zeit. Sie waren freundlich und fröhlich. Überall ging es gemütlich zu. Wer sich hin und wieder allein in die Einsamkeit zurückzieht, wird den Reichtum der Stille spüren. Der japanische Zen-Meister Bai-dschang wurde gefragt: »Was ist das wunderbarste Ereignis auf der Welt?«

Er antwortete: »Hier sitze ich ganz für mich selbst.« So einfach lässt sich das kleine Glück schaffen.

15

»Es gibt keine Sache, die man nicht beim dritten Anlauf erreichen würde.«

Sung-Hsüe

Man hat eine tolle Idee. Tag und Nacht ist man davon erfüllt. Die Begeisterung springt auf seine Freunde über. Jeder steuert etwas bei und nach dem unterhaltsamen Brainstorming wird ein Konzept entwickelt. Doch nun wird es schwierig.

Aspekte, die im Gespräch harmonierten, fügen sich bei der schriftlichen Ausformung nicht zusammen. Es folgt ein zähes Ringen. Jeder kleine Fortschritt muss erkämpft werden. Und plötzlich stagniert alles. Was so leicht begann, ist schwer geworden, weil die Aufgabe, die man sich gestellt hat, die Kräfte übersteigt. Es fehlt an Know-how, an Fantasie, an Erfahrung. Viele geben jetzt frustriert auf. Doch während der Schaffenspause arbeitet die Seele weiter. Sie lässt sich nicht zwingen. Und auf einmal kommt man einen Schritt weiter. So geht es von Hürde zu Hürde, bis die Anstrengung belohnt wird und die Idee Gestalt annimmt. Geduld heißt die Zauberformel.

16

»Du hast ein Recht zu kritisieren, wenn du auch ein Herz hast zu helfen.«

William Penn

Mein Freund, der Tischlermeister Fritz Lechner, ist jemand, dessen Augen vor Freude leuchten, wenn er ein Stück Holz berührt. Man spürt sofort: Der Mann liebt seinen Beruf. Alles, was er in Angriff nimmt, hat Hand und Fuß. Fritz auf einer Flussfahrt mit im Boot zu haben bedeutet Sicherheit. Er ist nicht nur ein Meister seines Fachs, er ist auch ein ausgezeichneter Lehrer. Wenn Fritz einen Fehler feststellt – und er hat sehr gute Augen –, bringt er den Mangel sofort in liebevoll-ironischer Weise auf den Punkt. Nie fühlt man sich angegriffen, sondern vielmehr angeregt, es beim nächsten Mal besser zu machen. Denn Fritz spendet immer großzügig sein Wissen, legt sofort mit Hand an und zeigt, wie es richtig geht. Er gehört nicht zu den verschnupften Leuten, die mit erhobenem Zeigefinger über Parfüms dozieren.

17

»Es muss feste Bräuche geben.«

Antoine de Saint-Exupery

In Saint-Exuperys berühmtem Klassiker »Der kleine Prinz« äußert der Fuchs diesen Satz als Vorwurf, als der kleine Prinz am nächsten Tag nicht zur gleichen Zeit erscheint. Als der kleine Prinz fragt, warum feste Bräuche so wichtig seien, antwortet er, feste Bräuche unterscheiden den einen Tag vom anderen, eine Stunde von der anderen. »Es gibt zum Beispiel einen Brauch bei meinen Jägern. Sie tanzen am Donnerstag mit den Mädchen des Dorfes. Daher ist der Donnerstag der wunderbare Tag. Ich gehe bis zum Weinberg spazieren. Wenn die Jäger irgendwann einmal zum Tanze gingen, wären die Tage alle gleich und ich hätte niemals Ferien.« Feste Bräuche bieten Ruhepunkte in den hektischeren Abläufen des Lebens.

Dem ständig von Gläubigern und Gerichtsvollziehern verfolgten Schriftsteller Honoré de Balzac gelang es durch ein strenges Ritual, die Sorgen auszusperren. Um Mitternacht stand er auf, entzündete die Kerzen auf dem Schreibtisch, hüllte sich in seine Mönchskutte und begann zu schreiben. Mit bis zu 50 Tassen Kaffee arbeitete er manchmal 16 Stunden am Stück. Danach ging er schlafen, und um Mitternacht begann das gleiche Spiel. Dank diesem festen Brauch konnte er mehr als 90 Romane schreiben.

Mein Freund Michael schuftet die ganze Woche wie ein Pferd, doch am Samstag schläft er, solange er kann, liest, liegt in der Badewanne, trinkt Kaffee, hält irgendwann eine Siesta, geht zum Essen, wenn sein Magen knurrt, und trinkt Wein, wenn er Lust dazu verspürt. Er nimmt weder das Telefon ab noch reagiert er auf Türklingeln. Der Samstag ist sein heiliger Ruhetag. Seit er diesen festen Brauch eingeführt hat, hält er den Stürmen des Lebens gelassener stand und ist ein ausgeglichener Mensch.

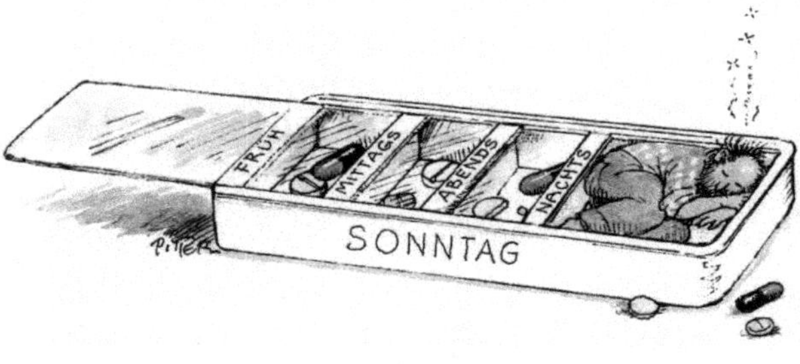

18

»Schenke noch heute jemandem deine Anerkennung.«

Ibn Chaldun

Bei einer Zugfahrt lernte ich eine junge Lehrerin aus Finnland kennen. »Warum hat Ihr Land bei den PISA-Tests immer so gut abgeschnitten?«, fragte ich. »Weil es bei uns keine Noten gibt. Kein Schüler hat Schulangst. Im Gegenteil. Unsere Pädagogik beruht darauf, wenig zu tadeln und die Kinder für ihre Leistungen zu loben. Diese Erziehung fließt ins spätere Leben ein. Daher hat Finnland auch wirtschaftlich großen Erfolg.« In Deutschland oder Österreich ist es eher umgekehrt.

Wer eine Arbeit präsentiert, wird zunächst auf die Mängel hingewiesen. Kaum jemand lobt einen dafür, dass die vorgelegte Arbeit zu 90 Prozent gelungen ist. So drängen die Besserwisser diejenigen, die mit viel Mühe etwas geleistet haben, in die Defensive. Tadeln ist leicht, deshalb erheben so viele den Zeigefinger. Mit Verstand loben ist schwer.

Das sollte jeder von uns trainieren.

19

»Auch aus Steinen, die dir in den Weg gelegt werden, kannst du Schönes bauen.«

Goethe

Oft wissen wir nicht, was Gott mit uns vorhat. Die chinesische Ärztin und Erfolgsautorin Adeline Yen Mah beschreibt in ihrem Buch »Das spirituelle Wissen Chinas«, wie sie nach dem Tod ihrer Stiefmutter in eine Phase tiefster Depression verfiel. Nach dem Begräbnis stellte sie fest, dass ihre älteste Schwester sie um ihr Erbteil betrogen hatte. Jene Schwester, der Yen Mah und deren Kindern bei der Ausreise aus China geholfen hatte. Es ging nicht nur um den gestohlenen Teil ihres Erbes, sondern Yen Mah schmerzte besonders der Verrat. Entgegen dem Rat ihrer Freunde und Anwälte verzichtete sie auf einen Prozess. Stattdessen setzte sie all ihre Kraft in eine positive Tätigkeit und schrieb das Buch »Fallende Blätter«. Es wurde ein Bestseller, der ihr nicht nur Geld, sondern inneres Glück bescherte. Sie hatte auf das Sprichwort »Gutes wird mit Gutem vergolten« vertraut.

20

»Altsein ist ein herrliches Ding, wenn man nicht verlernt hat, was anfangen heißt.«

Martin Buber

Der in den Medien gepredigte Jugendkult treibt nicht nur wunderliche Blüten, sondern auch viele Menschen in die Verzweiflung. Das Ex-Topmodel Carla Bruni meint: »In unserer Gesellschaft ist es quasi verboten, zu altern. Je älter man wird, desto weniger Respekt wird einem zuteil.« Facelifting, Fettabsaugung, Viagra verkaufen die Illusion der Wiederkehr der entschwundenen Jugend. Sie wäre tatsächlich der ideale Lebensabschnitt, wenn sie etwas später käme. Leider können die auf jung kostümierten Alten niemanden täuschen. Die verbrauchte Seele hat ihre Leuchtkraft verloren. Wer innerlich jung bleiben will, sollte seine Seele jeden Tag mit Liebe trainieren, sie mit Weisheit pflegen und mit Freude nähren. Das Rad der Zeit kann man nicht anhalten. Aber die Seele wird im Laufe der Jahre immer jünger – sofern man auf ihre Bedürfnisse eingeht.

21

»Bedenke, dass du sterblich bist.«

Mönchsweisheit aus dem Mittelalter

Zwei Geistliche streiten sich, wann das Leben beginnt. »Wenn Ei- und Samenzelle aufeinandertreffen«, sagt der Katholik. »Erst ab dem dritten Monat«, kontert der Protestant. Angesichts ihrer Uneinigkeit bitten sie einen Rabbi um seine Meinung. Der überlegt: »Tja... wann?« Plötzlich hellt sich sein Gesicht auf: »Das Leben beginnt, wenn die Kinder aus dem Haus sind und der Hund tot ist.« Die meisten von uns haben das Gefühl, als renne ihnen die Lebenszeit davon. Der römische Philosoph Seneca ermahnt seine Leser, ihre kostbare Lebenszeit nicht zu verschwenden. Sein Rezept ist: sich nicht über Kleinigkeiten Sorgen zu machen, das Heute in Erwartung der Zukunft nicht zu versäumen und alles Überflüssige aus seinem Dasein zu verbannen. Warum sich auf öden Partys langweilen oder sich über seichte Fernsehsendungen ärgern? Man könnte spazieren gehen, ein bereicherndes Buch lesen oder einfach mit einem nahestehenden Menschen plaudern. Das intensiviert die Lebenszeit.

22

»Wenn du auf deinen Körper achtest, geht es auch deiner Seele besser.«

Giraldus Cambrensis

Zu Silvester traf ich nach Jahren einen Jugendfreund wieder. Julius feierte inzwischen als Vertreter einer Reifenfabrik in Russland große Erfolge. Doch wie ein Erfolgstyp sah er nicht aus. Seine früher wallenden Locken waren dünn und grau, die strahlenden Augen matt und sein Gewicht lag um die 100 Kilo. Aus dem frauenumschwärmten schönen Prinzen war ein hässlicher Frosch geworden. »Mein Erfolg ist mein Fluch«, klagte Julius. »Meine Ehe ist kaputt, meine Kinder sehe ich alle zwei, drei Monate, ständig muss ich mit russischen Geschäftsfreunden Wodka trinken. Ich kann nicht mehr schlafen, schlucke Tabletten gegen zu hohen Blutdruck und fühle mich deprimiert.« Ich erzählte ihm von einer Freundin, die mit 65 20 Jahre jünger aussieht: Sie geht täglich vier Kilometer spazieren, macht jeden Morgen 25 Minuten Yoga, gärtnert und ernährt sich gesund. »Dafür habe ich keine Zeit«, sagte Julius. »Dann ist dir nicht zu helfen«, erwiderte ich. Letzten Monat bekam ich seine Todesanzeige.

23

»Wenn du nicht handelst, wird dir auch der Himmel nicht helfen.«

Sophokles

Daniel Defoe war ein Stehaufmännchen, das sich durch unerschütterliche Tatkraft immer wieder aus Abgründen herausholte. »Kein Mensch ward so vom Missgeschick erlesen: Dreizehnmal arm und wieder reich gewesen.«

Das dichtete er am Ende seines bewegten Lebens.

Der Junge sollte Geistlicher werden, doch er wollte lieber »Geschäfte mit dem Teufel« als mit dem lieben Gott machen. Er heiratete die Tochter eines wohlhabenden Londoner Weinhändlers und spekulierte mit ihrer Mitgift so erfolgreich, dass er bald richtig reich wurde. Nun aber schürte der Hochmutsteufel seinen Ehrgeiz. Statt mit dem Erreichten zufrieden zu sein und das Leben zu genießen, wollte er in der Politik ganz groß herauskommen – und stürzte tief. Schulden über Schulden. Doch einer wie er gab nicht auf: Als eine Art Pressechef beim neuen König kam er wieder zu Reichtum, bis dieser starb. Eine Satire auf die klerikalen Verhältnisse in England wurde ihm zum Verhängnis. Hals über Kopf floh er nach Holland. Nach seiner Rückkehr wurde er verhaftet, an den Pranger gestellt, eingekerkert und sein Vermögen eingezogen. Darauf schrieb er liebdienerische Lobeshymnen auf die verhasste neue Regierung, erfand nebenbei die erste Unterhaltungszeitschrift der Welt und arbeitete an 25 anderen mit. Dadurch wurde er wieder wohlhabend – doch da hatte er eine neue Idee: Er verfasste das Inselabenteuer »Robinson Crusoe«, das ein atemberaubender Erfolg wurde. Wieder wurde er richtig reich. Doch der Teufel ritt ihn aufs Neue: Er verfasste die »Politische Geschichte des Teufels«. Da war er also wieder, der Höllengeist, dem er sich verschrieben hatte. Aus Angst vor dem Gefängnis flüchtete er kurz vor seinem Tod wegen einer angeblich hohen Schuld aus London. Was lehrt uns dieses Leben? Defoe ließ sich vom Schicksal nicht kleinkriegen, aber sein Hochmut ließ ihn immer wieder abstürzen.

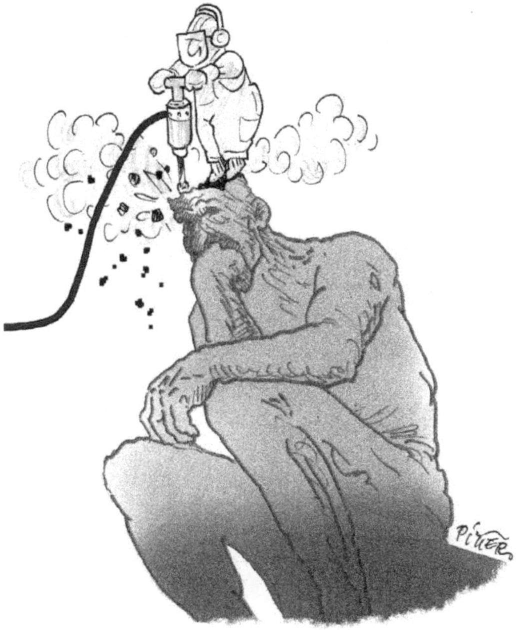

24

»Fordere viel von dir selbst und erwarte wenig von anderen. So wird dir mancher Ärger erspart.«

Konfuzius

Die Zusammenarbeit mit neuen Mitarbeitern ist schwierig. Man muss die Fähigkeiten des Neuen kennenlernen, seine Schwächen, guten Seiten, leistungsstarken Zeiten.

Es gibt Blender, und es gibt Menschen, deren Können entwickelt werden muss. Oft ist man enttäuscht, weil gemeinsame Arbeitsprozesse nicht harmonisch ablaufen. König Ludwig XIV., der Sonnenkönig, war ein genialer Organisator und geschickter Psychologe. Neuen Mitarbeitern gab er erst kleine Aufgaben. Wurden diese zu seiner Zufriedenheit gelöst, bekamen sie größere. Sie durchliefen, ohne es zu merken, ein Testprogramm. Versagte jemand, wurde er zurückgestuft und blieb auf dem Posten, auf dem er sich bewährt hatte. Andere stiegen bis in höchste Positionen auf. Nie machte König Ludwig jemandem Vorwürfe. Seine Aufgabe als Kopf der Staatsmaschinerie – »Der Staat bin ich«, pflegte er zu sagen – war, die Mitarbeiter ihren Fähigkeiten gemäß einzusetzen. Versagte jemand, war es sein Fehler. Das sollte jeder Chef lernen.

25

»Wer an den Tod denkt, beginnt sorglos zu leben.«

Gwen Arrach

»Als ich Mitte 20 war, wurde bei mir ein Lungenemphysem diagnostiziert. Mit 35 würde ich tot sein, hieß es. Dann haben sie gesagt, ich würde mit 45 sterben. Dann mit 55. Doch ich kriege das schon hin. Ich rauche, ich trinke. Ich bleibe nächtelang auf. Ich habe an allen Fronten genug zu tun.« Tatsächlich rauchte er bis zu 100 Zigaretten am Tag und trank flaschenweise Whiskey. Trotzdem wurde Leonard Bernstein, der Komponist der weltberühmten »West Side Story«, 72. Es scheint, als hätte sich seine gesamte Lebensenergie gebündelt, nachdem ihm die Arzte einen frühen Tod verkündet hatten. Bernstein *wollte* leben, und deshalb lebte er intensiv wie im Rausch.

Er komponierte Wunderwerke der Tonkunst, glänzte als Dirigent, als Pianist, kämpfte nebenher gegen Atomwaffen, für Abrüstung und Bürgerrechte und gab als Erster Benefizkonzerte für Aidsopfer. Für einen Todgeweihten war er erstaunlich lebendig. Jeden Tag trotzte er dem Tod ein Stückchen Glück ab.

26

»Wir erreichen jeden Lebensabschnitt als Neuling.«

La Rochefoucauld

Wohl jedem von uns ist es passiert: Ein Vorgesetzter, ein Lehrer, ein Beamter schikaniert uns. Man fühlt sich machtlos und frisst die Wut in sich hinein. Auf die Dauer vergiftet man sich selbst und beginnt unter der unerträglichen Situation zu leiden. Manche ziehen sich in stummer Verzweiflung in sich selbst zurück. Andere halten das Mobbing nicht aus und werden krank. Je mehr der Gequälte sich duckt, umso heimtückischer werden Verbalattacken, Hänseleien und Schikanen. Der Quälgeist lässt seine Macht spüren und blüht durch seine Gemeinheiten auf. Stets hat er die Lacher auf seiner Seite. Ich habe einmal miterlebt, wie ein Mobbingopfer, vom Mut der Verzweiflung gepackt, seinem Peiniger Widerstand leistete.

Ab diesem Moment wurde der Vorgesetzte höflich. Seine menschenverachtenden Handlungen waren ihm plötzlich peinlich. Mit Mut kann man Tyrannen besiegen. Und jedes Mal, wenn man sich überwindet, wird der Wille stärker.

Wer ihn aufbringt, wird ein anderer Mensch.

27

»Tu Gutes und sprich nicht darüber.«

Johannes XXIII.

Oft hat man das Gefühl, dass in Zeiten des Raubtierkapitalismus die Nächstenliebe verschwindet. Zum Glück stimmt das nicht. Überall gibt es Menschen, die Gutes tun, ohne es an die große Glocke zu hängen. Am ersten Weihnachtstag war ich bei Freunden auf dem Land. Wir musizierten und erzählten Geschichten am Kamin. Es war wie Weihnachten in der guten alten Zeit. Nachmittags machte ich mich auf den Heimweg. In einer Kurve platzte ein Vorderreifen. Ich holte den Ersatzreifen aus dem Kofferraum, suchte meine Arbeitshandschuhe und fand sie nicht. Da stand ich in meinem edlen Outfit und wollte gerade im nächsten Haus um welche bitten, als ein Mann die Tür öffnete und sagte: »Ich wechsle Ihnen den Reifen.« Meinen Protest wischte er beiseite: »Ich kann das besser.« Es stellte sich heraus, dass Herr Zuschrot Werkstattleiter im Raiffeisenlagerhaus ist. Wenn jeder von uns seinen Mitmenschen in Notsituationen hilfreich beisteht, wird die Welt ein wenig besser.

28

»Was dir in den Schoß fällt, verlierst du leicht«

Selma Lagerlöf

Ein Fernsehfilm über Lottomillionäre brachte mich zum Nachdenken. Jede Woche versuchen Millionen ihr Glück. Ein paar von ihnen lächelt die Glücksgöttin zu. Aber ist es wirklich ein Glück, zu gewinnen? Von zehn interviewten Jackpotgewinnern waren neun arme Teufel, die von Sozialhilfe lebten. Wie das? Ich konnte es kaum glauben. Sie erzählten ihre Lebensgeschichten, die, bis zum Lottogewinn, denen anderer glichen. Dann kam das große Geld. Sie gaben ihren Arbeitsplatz auf, kauften Villen, Autos, Flugzeuge, machten Weltreisen, beschenkten großzügig Freunde und Verwandte und fielen Finanzberatern in die Hände, die sich als Räuber herausstellten. Zum Schluss blieb ihnen nichts. Sie verloren nicht nur ihr Vermögen, sondern auch ihre Arbeit, meistens ihre Freunde und ihre Freude am Leben. Nur einer war klug:

Er spendete 90 Prozent des Geldes für wohltätige Zwecke, arbeitete weiter wie bisher – allerdings nur halbtags – und gönnte sich von dem Rest hin und wieder kleine Freuden.

29

»Ein großer Mensch ist, wer sich einmal täglich gönnt, ein Kind zu sein.«

Kaiser Wu Ti

Als ich Ende Januar zu meinem täglichen Waldspaziergang aufbrach, stand vor meinem Tor ein Wesen, das dort nie gestanden hatte. Ein Schneemann. Kinder hatten ihn gebaut. Ich ging zu ihm hin und brach in Lachen aus, so liebevoll und lustig war er gestaltet. Seine Augen waren aus Lehm, der verrückte Hut war aus Fichtenzweigen, sein lachender Mund entblößte Zähne aus Holzstückchen. Die Nase war ein handlanger Zweig. Und dort, wo kleine Buben etwas haben, das kleine Mädchen nicht haben, ragte ein zwanzig Zentimeter langer Ast gen Himmel. Köstlich. Ich erinnerte mich an meine eigene Kinderzeit, an die Schneemänner, die wir gebaut hatten. Ein Glücksgefühl durchflutete mich. Der weise chinesische Kaiser hatte recht. Warum nicht täglich für ein paar Minuten in das Paradies der Kindheit zurückkehren und sich etwas goldenen Glanz in die Gegenwart holen? Es ist das einzige Paradies, aus dem wir nicht vertrieben werden können, weil es in unserem Herzen ist.

30

»Der Glaube kann Berge versetzen.«

Apostel Paulus

Meine Tochter Nina sagt stets voll Selbstvertrauen: »Ich falle immer auf die Füße.« Diese positive Überzeugung strahlt sie so freundlich aus, dass ihr jeder glaubt, gern mit ihr arbeitet und sich in ihrer Gesellschaft wohlfühlt. US-Psychologen haben nun das magische Denken untersucht und sind auf Verblüffendes gestoßen. Wir haben zwar keine magischen Kräfte, aber der Glaube daran ist tief in uns verankert. Das Verlangen nach diesem Glauben gehört seit Urzeiten zum Menschen – und das mit gutem Grund. Das Gefühl, spezielle Kräfte zu besitzen, gibt Menschen in bedrohlichen Situationen Mut, lindert Alltagsängste und wehrt psychische Not ab. Der Mut, der durch den Glauben freigesetzt wird, bündelt unsere seelischen und geistigen Kräfte, und ein Energiefluss entsteht. »Aus einem Tropfen wird ein Strom«, sagten die alten Chinesen – und ein solcher Strom kann tatsächlich Berge versetzen.

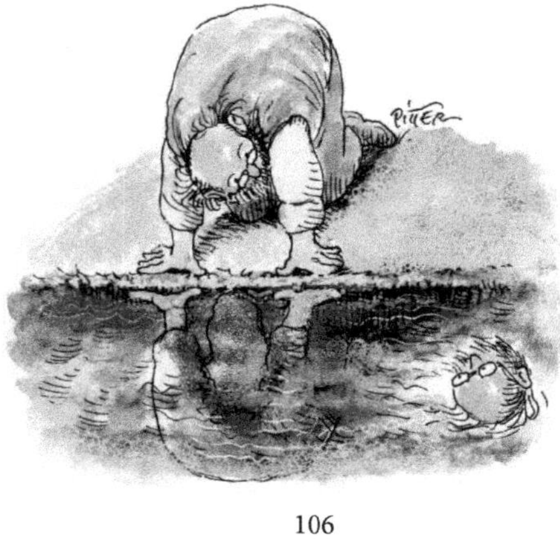

31

»Das wahre Glück ist die Genügsamkeit.«

Goethe

Als der Erfolgsautor Carl Zuckmayer 1939 in die USA flüchten musste, konnte er leicht Fuß fassen. Er erhielt einen Siebenjahresvertrag als Drehbuchautor in Hollywood – für die damals üppige Summe von 750 Dollar pro Woche. Doch konnte das Filmstudio wöchentlich kündigen. Daher herrschte ein ständiges Klima der Angst. Zudem machte Zuckmayer die fabrikmäßige Arbeit keine Freude. Die Familie war nach Amerika gekommen, um frei zu sein. Er gab die scheinbar sichere Stelle auf und zog nach Vermont auf eine Farm mit eigener Quelle, Teich und 90 Hektar Wiese, Wald und Ackerland für 50 Dollar Monatsmiete. Die Zuckmayers und ihre beiden Töchter begannen ein Leben wie die alten Pioniere und lernten alles – vom Holzfällen bis zum Scheunenbau. Sie zogen Geflügel und Hausschweine groß und legten sich eine Ziegenherde zu. Wolfshunde bewachten das Anwesen vor Bären und Füchsen. Sie produzierten fast alles, was sie brauchten, selbst. »Hätte ich meine Frau und die Töchter in Hühnerfeder und Ziegenhaar kleiden können, so wären wir autarke Selbstversorger gewesen.« Trotz Temperaturen von bis zu minus 40 Grad im Winter war keiner von ihnen jemals krank. Freunde aus New York bewunderten die Aussteiger, die sich ihr kleines Paradies geschaffen hatten. Und so seltsam es klingt: Sie hatten bei dem kargen, harten Leben ihr Glück gefunden. Es erfüllte sie so, dass sie sich später in Europa wieder auf dem Land ansiedelten. Diesmal in der Schweiz, in der Stille eines Dorfes auf 1600 Meter Höhe, »in den Bergen, wo die Freiheit wohnt«.

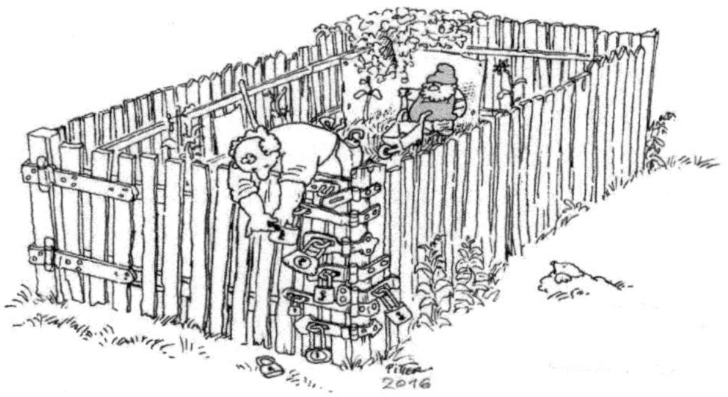

32

»Der Tod ist der Beginn der Unsterblichkeit.«

Robespierre

Keiner von uns weiß, wann sein Leben zu Ende geht. Neulich meinte ein guter Freund: »Meine Hunde werden mich alle überleben.« Ich musste lachen und tröstete ihn: »Mit diesem Satz werde ich deine Grabrede beginnen.« Der Tod ist in unserer Gesellschaft etwas Unheimliches geworden.

Je älter wir werden, umso mehr wird er verdrängt. Der weise Sokrates sagte in seiner Verteidigungsrede vor seinen Richtern in Athen: »Niemand kennt den Tod, und niemand weiß, ob er nicht vielleicht das größte Gut für den Menschen ist.« Das ist doch ein grandioser Gedanke. Und der deutsche Dichter Novalis ergänzt ihn sehr schön: »Wohin reisen wir denn? Immer nach Hause.« Vielleicht sollten wir lernen, den eigenen Tod wie einen guten Freund zu betrachten, mit dem wir auf eine Reise gehen.

33

»Gib immer dein Bestes.«

Wer sich diese Lebensweisheit zu Herzen nimmt, dessen ganzes Leben wird sich positiv verändern. Denn wer nicht sein Bestes gibt, betrügt sich eigentlich selbst. Nicht nur, weil die Arbeit schlampig erledigt wird und bald erneut gemacht werden muss oder weil das angerichtete Chaos mehr Kosten verursacht als ein gründlich geplantes Unternehmen. Sein Bestes zu geben beginnt mit kleinen alltäglichen Dingen. Und wer stets sein Bestes gibt, steigt von Stufe zu Stufe zur Meisterschaft empor.

Seine Gedanken werden klarer, er lernt aus Fehlern, seine Erfahrung wird reicher und damit auch sein Können. So wird er zu einem Menschen, den man achtet und dem man vertraut. Als sich die Wienerin Andrea Unger als Lehrkraft in New York bewarb, wurde sie von den Schulinspektoren gefragt, was sie zur besten Kandidatin mache. Sie sagte bescheiden: »Ich weiß nicht, ob ich die Beste bin, aber ich will mein Bestes tun. Und wenn das noch nicht genug ist, will ich noch besser werden.« Sie wurde sofort genommen.

34

»Erfreu dich an einfachen Dingen.«

Peter Longmeadow

Während unserer Zusammenarbeit an einem Projekt kochte der Dichter H.C. Artmann täglich für seine Familie und mich. Sein Essen war immer ausgezeichnet. »Wieso kochst du so gut?«, wollte ich wissen. »Weil ich in Schweden und in der Schweiz gelebt habe. Dort ist alles teuer. Man kann überall leben, wenn man nicht im Restaurant isst und selber kocht. Also habe ich Kochen gelernt. Außerdem ist Kochen wie Dichten – eine Kunst, die erfreut, wenn sie gelingt, und die zum Bessermachen anspornt, wenn das Ergebnis nicht perfekt ist.« H.C.s weiser Gedanke hat mich selbst zum Kochen gebracht. Inzwischen setze ich meinen Ehrgeiz darein, Mahlzeiten für ein bis zwei Euro pro Nase zu kochen. Das regt nicht nur die Kreativität an, schont den Geldbeutel und lässt tief über vernünftige Ernährung nachdenken, sondern spart auch Zeit, die man für das Essengehen braucht – und es erfüllt mich mit Freude.

35

»Schlaf ist die tägliche Wiedergeburt.«

Arthur Schopenhauer

Schlafmangel führt zu Reizbarkeit, Depressionen und Labilität. Der Schlafforscher Dr. George Stevenson sagt: »Es ist erwiesen, dass zur Erhaltung der menschlichen Gesundheit mindestens sechs Stunden Schlaf nötig sind. Die meisten Menschen brauchen sogar mehr.« Eine EU-Expertenkommission hat gerade festgestellt, dass inzwischen ein Großteil der Bürger weniger Schlaf bekommt. Besonders Kinder leiden unter Schlafmangel. Die ständige, überall gegenwärtige Lärmkulisse sorgt für zu wenig oder schlechten Schlaf. Eine neueste Studie zeigt: Übernächtigte fühlen sich ständig hungrig.

Das führt bei vielen Menschen zu Übergewicht, Herz-Kreislauf-Erkrankungen und sogar Krebs. Schlaf bedeutet eine regelmäßige Einkehr bei sich selbst, die jenseits von Stress und Hektik des Alltags die Seele stärkt und sie befähigt, die täglichen Probleme zu meistern. Man könnte sagen: Wer mehr schläft, hat mehr vom Leben.

36

»Weisheit ist das Allerwichtigste. Darum gib notfalls alles hin, um sie zu erwerben.«

Sprüche Salomons

Seit Urzeiten gibt es Menschen, die Probleme analysieren und Lösungen dafür suchen. Diese Vordenker nennt man Weise und sie sind einfach und geheimnisvoll zugleich. Wahre Weisheit ist leicht zu erkennen, aber schwer zu erringen. Die Essenz ihrer Weisheitslehren sind einfache, klare Sätze mit Durchschlagskraft, die zum Nachdenken anregen. Für Kinder sind Weise gute Ratgeber, sehr verlässlich und verfügen über Erfahrung und eine besondere Aura der Wahrhaftigkeit. Erwachsene fügen diesen Eigenschaften noch Ausgeglichenheit, Toleranz und Lehren über das vernünftige Zusammenleben hinzu. Aber was ist die Weisheit selbst? Für den Philosophen Michel de Montaigne ist »Weisheit beständige gute Laune«. Für Hans Krailsheimer heißt weise sein, »sich nicht darüber zu schämen, dass man nichts weiß; sich nicht davor zu fürchten, dass man nichts weiß; und nicht darauf stolz zu sein, dass man nichts weiß«. Kurzum: gelassen seine Unwissenheit zuzugeben und nicht mit Halbwissen zu prunken.

37

»Was kannst du durch Krieg gewinnen?«

Häuptling Powhatan

Das fragt der weise Indianer 1609 den Engländer Captain Smith. Eine gute und immer aktuelle Frage. Der Zweite Weltkrieg hat, außer Leid, Tod und Elend, finanziell so viel gekostet, dass man jeder Familie der kriegsbeteiligten Nationen ein Haus und ein Auto hätte schenken können. Wie viel der Ukrainekrieg kosten wird, weiß noch niemand, aber es werden zehntausende, vielleicht hunderttausende an Menschenleben sein, Milliarden von Euro, zerstörte Städte und Länder, unendliches Leid bei den Betroffenen. Und das nur, weil ein größenwahnsinniger Autokrat meint, er müsse seine persönlichen Großmachtsphantasien umsetzen und sein Nachbarland, die Ukraine, angreifen und überfallen. Dass er dabei auch sein eigenes Land, seine eigene Bevölkerung ins Elend stürzt, Hunderttausende seiner Soldaten opfert, eine politische und wirtschaftliche Verzwergung seines Landes bewirkt, scheint ihm herzlich egal.

Aber wie sieht es bei den Kleinkriegen daheim, im Büro oder zwischen Nachbarn aus? Was hier an Hass und Bosheit gedeiht, ist haarsträubend. Die großen Kriege beginnen im Kleinen. Das sollte man sich vor Augen führen, bevor man aggressiv über seinen Nächsten herfällt.

38

»Glücklich ist, wer dem Herrn vertraut.«

Sprüche Solomons

Einer meiner Freunde erreichte eine sehr hohe Position in einem großen Unternehmen. Er hatte stets ein offenes Ohr für Mitarbeiter, versprach nie, was er nicht halten konnte, und half unauffällig. Wegen seines guten Charakters wurde er von seinen Mitarbeitern verehrt und von Geschäftspartnern bewundert. Eines Tages verlor er seine Position und damit sein Selbstvertrauen. Bei einem Kurzurlaub im Waldviertel wohnte er auf einem Bauernhof. Der Bauer war stets blendender Laune. Als mein Freund ihn nach dem Grund seines Frohsinns fragte, antwortete er: »Ich bin gewohnt, glücklich zu sein, und freue mich jeden Tag über meine Familie, meinen Beruf, mein Vieh und danke Gott für die reiche Ernte.« Mein Freund tat darauf etwas für ihn Ungewöhnliches. Er ging in Stift Zwettl in die Kirche, betete um Glück und fuhr, auf der Suche nach einem neuen Job, ins Ausland. Ein paar Monate später traf ich ihn in der Stiftstaverne. Er sah fröhlich aus und sagte: »Ich bin gekommen, um zu danken.«

39

»Folge deiner inneren Stimme.«

Schiller

Die innere Stimme ist ein Phänomen, das seit Jahrtausenden belegt ist. Sokrates hörte sie seit frühester Jugend: »Wenn sie sich hören lässt, so hält sie mich immer ab von dem, was ich tun will, sie treibt mich aber niemals an.« Hildegard von Bingen interpretierte sie als die Stimme Gottes, die ihr Visionen und Briefe der Ermahnung an Fürsten und andere Mächtige diktierte. Und der Dalai Lama – um einen modernen Prominenten zu nennen – verlässt sich voll und ganz auf die Stimme des tibetischen Staatsorakels: »Ich weiß, dass Ihnen das mit dem Orakel befremdlich vorkommt. Aber ich habe an Wegkreuzungen meines Lebens immer das Orakel befragt und bin nie enttäuscht worden.« Jeder kennt diese innere Stimme. Mag sie als Stimme Gottes, als die des Staatsorakels oder des eigenen Schutzgeistes erscheinen, eines ist sicher: Jeder hat sie schon gehört und wer ihr folgt, geht den richtigen Weg.

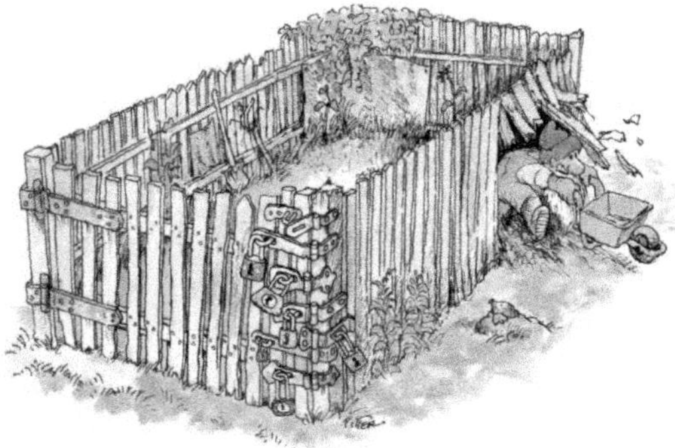

40

»Nimm das Leben etwas leichter.«

Jim Dratfield

Meine Cousine ist ein herzensguter Mensch. Sie ist für jeden da, hat ein perfektes Haus, ausgezeichnet erzogene Kinder und ist eine engagierte Lehrerin. Sie gibt immer mehr, als ihr selbst guttut. Dabei wird sie dünnhäutig und nimmt sich jeden kleinen Streit zu Herzen. Sie leidet und ist oft deprimiert. Der römische Philosoph Epiktet fand eine einfache Lösung für seelische Konflikte mit sich selbst: »Wer die Dinge zu ernst nimmt, setzt sich unter Stress.« Er empfiehlt, die Dinge aus einem anderen Blickwinkel zu betrachten, weil alles auf zweierlei Weise gehandhabt werden kann. Je nachdem, wie man es angeht, wird es unerträglich oder erträglich. Wenn Ihr Kind Sie durch schlechtes Benehmen kränkt, Ihr Vater Sie ungerecht behandelt oder Ihre Schwester sich beleidigend verhält, nehmen Sie es nicht allzu schwer. Versuchen Sie zu lächeln oder singen Sie ein Lied und sagen Sie sich: »Es ist mein Kind, mein Vater, meine Schwester, einer der nächsten Menschen, die ich habe.« Das macht den Umgang leichter.

41

»Solide Planung ist die beste Grundlage für eine geniale Improvisation.«

Jean-Paul Blum

Der Sohn eines Freundes bat mich, ihm bei der Vorbereitung für eine Schularbeit zu helfen. Es ging um Gedichtinterpretation und ich konnte mir nicht vorstellen, was daran so schwierig sein sollte. Aber der Junge war so verzweifelt, dass ich mir Lehrbeispiele und Gedichte anschaute. Er hatte einen Berg Gedichtinterpretationen aus dem Internet zusammengetragen und saß nun überfordert vor dem Material. Die Begriffe Metrik und Lautmalerei, Metaphern und dichterische Bilder waren für ihn Rätsel. Ich erklärte ihm, was unter Versmaß oder Alliteration zu verstehen sei. Wir lasen ein Gedicht laut vor, lauschten dem Klang nach und freuten uns an der Schönheit der Verse.

Plötzlich begriff er, dass Poesie komprimierte Sprache ist und tiefe Gefühle ausdrücken kann. »Wann ist denn die Schularbeit?«, fragte ich. »Morgen«, antwortete er. »Morgen?!« Ich war irritiert. »Warum hast du mich denn nicht früher gefragt?« Wie sich herausstellte, hatte er aus Angst vor der Sache die Arbeit immer weiter vor sich hergeschoben, bis er schließlich in letzter Minute um meine Hilfe bat. »So macht er es immer«, sagte sein Vater. »Wenn man mit ihm redet, ist er einsichtig, aber er handelt nicht danach. Dadurch setzt er sich selbst unter Druck, der zu schlechten Ergebnissen führt.« Wer die Dinge gut plant, kann entspannt an die Ausführung gehen.

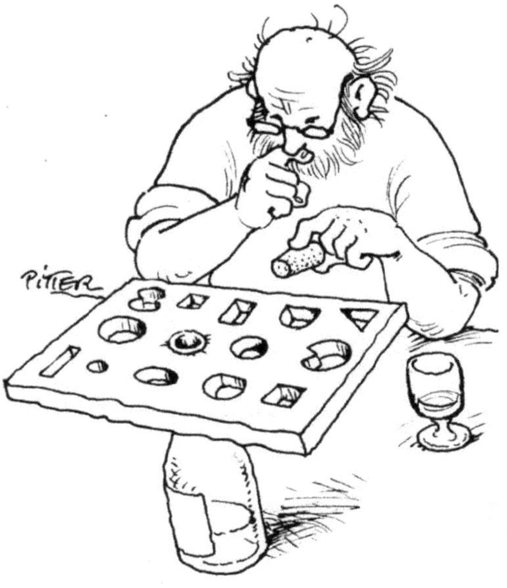

42

»Wer mit seinem Los zufrieden ist, ist reich.«

Sokrates

Mein Jugendfreund Sascha, Arzt für Natur-Heilverfahren, erzählte mir etwas Erstaunliches. Eine seiner Patientinnen klagte, nun, da ihr Mann sich aus dem Geschäft zurückziehe, würden sie mit einer Millionen Euro pro Jahr auskommen müssen.

»Eine Million?!«, fragte der Arzt irritiert. »So viel verdienen die meisten Menschen nicht in ihrem ganzen Leben.«

Die Patientin antwortete unter der Last ihrer finanziellen Sorgen: »Wir sitzen am Abend oft am Küchentisch und überlegen, wo wir uns einschränken können. Wahrscheinlich müssen wir uns von unserem Hubschrauber und einem schönen Seegrundstück trennen.«

Die Sorgen unterscheiden sich gar nicht so sehr von denen normaler Menschen, nur, dass die Dimensionen größer sind, dachte Sascha.

»Und außerdem investieren wir seit Jahren in einem Hotel in Sankt Moritz.«

»Investieren?«

»Man muss sich die Gunst vom Hoteldirektor bis zum Zimmermädchen erkaufen, um dort aufsteigen zu können.«

Mein Freund erfuhr, dass man im Speisesaal zunächst den Tisch am WC habe. Durch viele Trinkgelder in stattlicher Höhe rücke man von Jahr zu Jahr zu den ersehnten Tischen von chinesischen Millionären oder der reichen Ölscheichs vor – Tische, die man sowieso nie erreichen würde. Denn trotz allem schönen Schein bleibt man dort unter den wirklich Reichen nur ein Reicher zweiter Klasse. Dieser Kummer macht die arme reiche Dame krank.

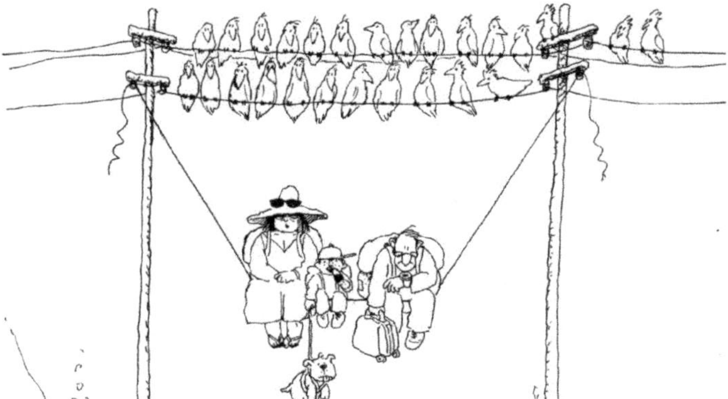

43

»Der Mensch ist so alt, wie er denkt und fühlt.«

Joseph Murphy

Der Geist altert nicht, sondern nimmt bei gesunder Lebensweise und geistiger Betätigung zu. Murphys Vater lernte mit 65 Jahren Französisch und war mit 70 eine anerkannte Autorität der Romanistik. Danach lernte er keltische Sprachen und erlangte Ruhm als Keltologe. Sokrates lernte mit 70 mehrere Musikinstrumente und beherrschte sie meisterhaft. Michelangelo schuf sein größtes Gemälde mit 80. Der große Historiker Ranke begann seine »Weltgeschichte« mit 80 und beendete sie mit 91. Die Australierin Phyliss Turner hat mit 94 ihr Medizinstudium abgeschlossen und Marvin »Hub« Northen hat pünktlich zum 100. Geburtstag seinen Wirtschaftsbachelor geschafft. Angesichts des in den Medien gefeierten Jugendwahns sind das Mut machende Rekorde. Wer die Angst vor dem Alter vergisst, bleibt im Herzen jung.

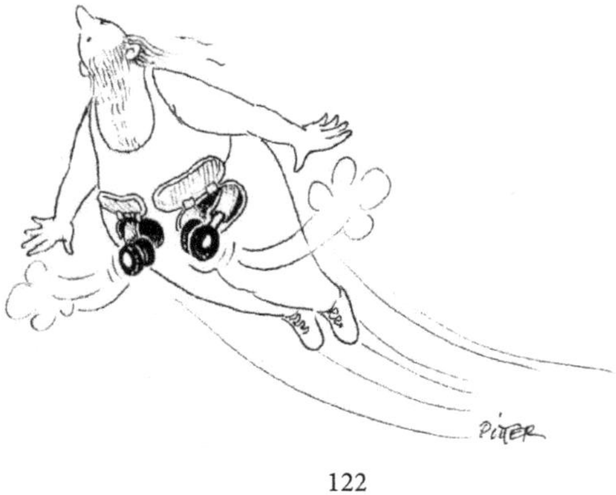

44

»An Habe gewinnen heißt, an Sein zu verlieren.«

Lao Tse

Es gibt viele kluge Sätze zum Erfolg. In unserer kapitalistisch orientierten Werteskala vergessen wir leicht, dass es auch andere Formen von Erfolg gibt. Und vielleicht sind diese nicht materiellen Erfolge sowohl für das Leben des Einzelnen als auch für ein harmonisches Gemeinschaftsleben wichtiger, als wir glauben. Jahrtausendtypen wie Buddha, Sokrates, Christus, Franz von Assisi, Gandhi oder der Dalai Lama haben sogar bewusst auf materiellen Erfolg verzichtet, weil das Gewinn-Streben allein nur durch die fortwährende Vernachlässigung vieler anderer Dinge aufrechtzuerhalten ist. Alexander von Humboldt gab sein gesamtes Vermögen hin, um die Schönheit der Welt zu erforschen. Oder ist es nicht auch ein wunderbarer Erfolg, wohlgeratene Kinder großzuziehen, seinen Garten gedeihen zu sehen oder nach vielen Mühen endlich ein Instrument zu beherrschen, um sich selbst zu erfreuen?

45

»Die Frau ist die Rätselecke in Gottes großer Weltzeitung.«

Marcel Achard

Die Hirnforscherin Brizendine beweist es: Frauen ticken anders. Der erste Testosteronschub zerstört Gehirnzellen der Buben zugunsten von Aggression und Sex. Frauen entwickeln sich dagegen zu Kommunikationsgenies und sprechen 20.000 Wörter am Tag, Männer nur 7000. Zudem benutzen die Geschlechter für ihre Orientierung andere Hirnareale. Das alte Klischee »der geistig minderbemittelten Frau« geistert trotzdem noch immer umher. Einen Beweis dafür liefert die Wissenschaftlerin Barbara Barres vom MIT.

»Ich war die Einzige in einer großen Klasse von fast nur Männern, die ein schwieriges mathematisches Problem lösen konnte – nur um mir vom Professor sagen zu lassen, dass mein Freund es für mich gelöst haben müsse.« Barbara heißt nach ihrer Geschlechtsumwandlung Ben und ist Neurobiologe an der Stanford University. Kurz nach seiner Geschlechtsumwandlung sagte ein Kollege: »Ben Barres macht seinen Job wirklich besser als seine Schwester.«

46

»Geduld ist der Schlüssel zur Freude.«

Ibn Al-Mutazz

Die aus China stammende Lehre des Wu wei wird definiert als Nichthandeln im Sinne von »Enthaltung eines gegen die Natur gerichteten Handelns«. Das bedeutet, man soll nicht im blinden Aktionismus handeln, weil das richtige Tun erst aus dem Zustand der inneren Ruhe erwächst, wenn der Geist Klarheit gewonnen hat. Pablo Picasso beschrieb »sein« Wu wei sehr eindrucksvoll: »Für mich beginnt eine Schaffensphase mit Kontemplation, und ich brauche lange, untätige Stunden der Meditation. Dann arbeite ich am meisten. Ich betrachte Fliegen, Blumen, Blätter und Bäume in meiner Umgebung. Ich lasse meinen Geist treiben, wie er will, wie ein Boot in der Strömung. Früher oder später bleibt er an etwas hängen. Es wird klarer. Es nimmt Form an. ... Ich habe mich für mein nächstes Motiv entschieden.« Erst diese kreative Passivität bringt reife Werke hervor. Diese Methode der Konzentration wirkt nicht nur bei Künstlern. Versuchen Sie es.

47

»Mit Taten sei ein Leben gefüllt, nicht mit untätigen Jahren.«

Ovid

Mein Freund Fred aus New York wurde mit 60 pensioniert. Er fühlte sich zu frisch, um vor dem Fernseher zum alten Mann zu werden. Weil er gerne Wein trinkt, ging er nach Arizona, um dort Wein anzubauen. Bei seiner Recherche bei der Universität Tucson meinten die Agrarfachleute, es hätten um 1890 ein paar Deutsche den Weinbau versucht, aber wieder aufgegeben. Angesichts seines Alters schlugen sie Fred vor, sich lieber auf Pekannüsse zu spezialisieren, da es seit ein paar Jahren sechs Pekannussfarmer in Arizona gäbe. Fred machte sich bei den Nussfarmern schlau, kaufte eine eigene Farm und pflanzte 8000 Bäume. Nach acht Jahren hatte er die erste stolze Ernte. Mit 79 verkaufte er die Farm, renovierte eigenhändig ein Haus und eröffnete mit 80 gemeinsam mit seiner Frau ein Blumengeschäft. Erst mit 84 ging er in Pension. Nun werkelt er in seinem prächtigen Garten und geht am Wochenende immer noch zum Tanzen. Von Altersdepressionen keine Spur.

48

»Das Gerücht ist die Lieblingswaffe des Rufmörders.«

Ambrose Bierce

Der Klatsch ist der kleine Bruder der Verleumdung. Vom Klatsch bis zur gezielten Diffamierung ist es oft nur ein kleiner Schritt. Wir kennen ihn alle, den Erfinder von Gerüchten.

Er bekommt einen verschwörerischen Blick und flüstert: »Hast du schon gehört?« Besteht die harmlosere Form des Gerüchteerfindens im Unterhaltungswert, ist die boshafte von existenzgefährdender Hinterhältigkeit. Das Opfer ist in jedem Fall immer der Verlierer, denn er kann sich kaum wehren. Dementiert er, verbreitet er das Gerücht weiter, sagt er nichts, nimmt jeder an, dass es stimme.

Richtig übel ist die gezielte Rufmordkampagne. Sie wird von strategischen Genies inszeniert, um Konkurrenten zu schädigen. Die Urheber sind zwar erahnbar, aber nicht dingfest zu machen. Gezielte Diffamierungen sind Phantome, die niemand greifen kann.

Über die größte Privatbrauerei Deutschlands, Warsteiner, kursierte vor Jahren plötzlich in Hamburger Lokalen das Gerücht, sie gehöre mehrheitlich der Scientology-Sekte. Warsteiner ignorierte das Gerücht zunächst, doch als es sich weiter verbreitete, wehrte sich die Firma dagegen in Rundschreiben an die Wirte. Das hatte den gegenteiligen Effekt. Der

Bierkonsum ging dramatisch zurück. Daraufhin rief Warsteiner in einer 300.000 Mark teuren Zeitungsannonce auf, jeden Verbreiter des Gerüchts namentlich zu nennen. Diese Aktion war erfolgreich. So rasch, wie es aufgetaucht war, verschwand das Gerücht wieder. Die Urheber wurden nie gefunden.

Norbert Copray von der Fairness-Stiftung (www.fairness-stiftung.de) empfiehlt Verunglimpften, sobald sie spüren, dass sich etwas gegen sie zusammenbraut, Leute aus der Gerüchtekette direkt anzusprechen. »Wer sagt das?

Glaubst du das? Warum glaubst du das? Wieso erzählst du es weiter? Warum kommst du damit nicht zu mir?« Durch diese Gegenfragen spricht sich herum, dass der Diffamierte Maßnahmen ergreift, um die Verbreiter zu entlarven.

Der große Philosoph Aristoteles dagegen bekämpfte Diffamierungen mit Humor und beneidenswerter Gelassenheit, indem er lächelnd sagte: »Wenn ich nicht da bin, können sie mich meinetwegen auch verhauen.«

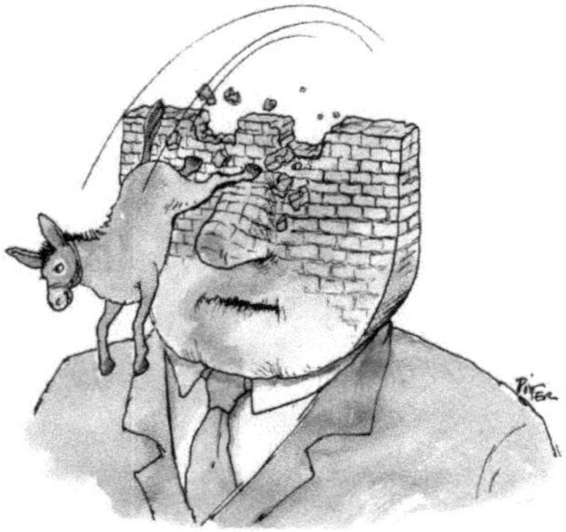

49

»Man kann auch Selbstmord mit Messer und Gabel begehen.«

Christiane Thurn-Valsassina

Während Abermillionen von Menschen auf der Welt Hunger leiden, bringen sich viele Bewohner der Industrieländer buchstäblich mit Messer und Gabel um. Besonders Kinder sind gefährdet. Die nächste Generation ist so übergewichtig, dass die deutsche Regierung aufgeschreckt Maßnahmen zum Massenabspecken überlegt. Der Bürgermeister der italienischen Stadt Varallo ist unserem Gesundheitsminister einen Schritt voraus und geht die Fettpolster energisch an.

Rund 35 Prozent der Italiener sind übergewichtig. Statt gesunder Mittelmeerküche stehen in Italien immer öfter Kalorienbomben aus Fett, Salz und Zucker auf dem Tisch. Bürgermeister Gianluca Buonanno hat ein Kilogramm- Kopfgeld ausgesetzt, um Übergewichtige zum Abnehmen zu animieren. Jeder Mann bekommt 50 Euro für vier Kilo Gewichtsabnahme pro Monat, Frauen für drei Kilo. Wer sein verbessertes Gewicht über fünf Monate hält, dem winkt eine weitere Prämie von 200 Euro. Vielleicht könnten unsere Bürgermeister die weise Idee übernehmen. »Was hat die Geschichte mit der Kunst der Gelassenheit zu tun?«, wird sich mancher fragen. Nun, wer die Disziplin aufbringt, kontinuierlich abzunehmen, der wird auch die Disziplin aufbringen, seine aufwallenden Emotionen zu zügeln.

50

»Stille ist das Atemholen der Welt«

Friedei Marie Kuhlmann

Ein chinesischer Kaiser verbot bei Todesstrafe nach Sonnenuntergang jeglichen Lärm. Es herrschte heilige Ruhe im Land. Stille galt nicht nur als Abwesenheit von Lärm, sondern als ein Schweigen, das den Menschen Augen und Ohren öffnet für eine andere Welt. In unserer Gesellschaft sind wir vom Lärm überschüttet. Er folgt uns vom Supermarkt und der Straße mittels Fernseher oder Radio bis ins Schlafzimmer. Lärm ist zu einem Quälgeist geworden, den wir nicht mehr loswerden und der uns nicht nur nervös, sondern auch krank macht. Selbst an romantischen Urlaubsstränden in Griechenland werden wir mit lautstarker Schlagermusik bis in die Nacht bombardiert. Stille ist zu einem seltenen Gut geworden. Im Gegensatz zu den meisten Luxusgütern bekommt man sie umsonst in einer Kirche. Dort wird sie zu einem Stück Himmel auf Erden.

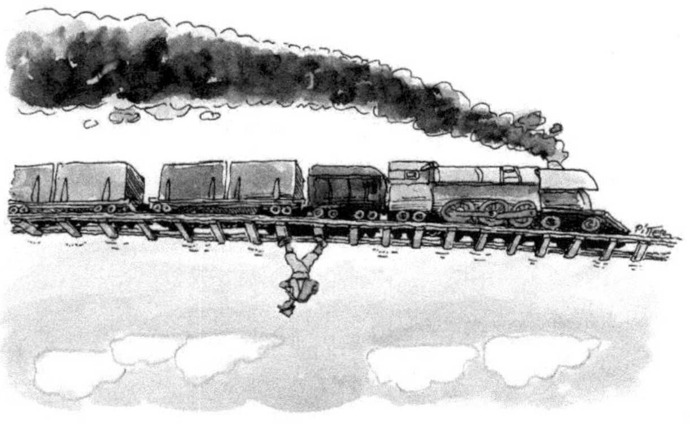

51

»Geld ist wie Dung – es ist nichts wert, wenn du es nicht verteilst«

Thornton Wilder

Auf der Party anlässlich ihres 100. Geburtstages feixte Lady Astor: »Verdammt, ich kann mein Alter nicht länger verleugnen.« Die originelle Millionenerbin hatte sich Thornton Wilders Weisheit zu Herzen genommen und verstreute ihr Erbe wie Sterntaler über ganz New York. Sie ließ sich kreuz und quer in ihrem Mercedes 600 durch die Stadt chauffieren, um Waisenhäuser, Kirchenorganisationen, Obdachlosenheime und Krankenhäuser bei ihrer Arbeit zu unterstützen, und kontrollierte persönlich die Vergabe jedes Cents. Anschließend speiste sie mit den Ärmsten der Armen in den Slums Hamburger mit Ketchup. Am Abend wiederum trat sie bei Kaviar und Champagner als Ehrengast bei den Nobelpartys der Schönen und Reichen auf. Sie sagte einmal, Spenden seien Gelder, die man vorausschicke, weil man nichts mitnehmen könne. Inzwischen ist die Wohltäterin von New York mit 105 Jahren gestorben.

52

»Folge deinen Träumen.«

Joseph Campbell

Wer immer nur das tut, was er schon immer getan hat, wird nur das bekommen, was er von jeher bekommen hat. Er verharrt im Zustand der Stagnation und entwickelt sich nicht weiter. Das ist zum Beispiel ein Grund dafür, warum Menschen, die jeden Tag eintönige Arbeiten zu verrichten haben, die höchsten Krankenstände aufweisen. Die ewige Wiederholung des immer Gleichen lässt sie am Sinn ihrer Arbeit zweifeln und krank werden. Wer seinen Träumen folgt, begibt sich auf eine Abenteuerreise. Das neue Ziel fordert den Einsatz aller Kräfte, sobald aus dem Träumer ein Realist wird. Schritt für Schritt erobert er ein neues Gebiet, muss Rückschläge verkraften, Widerstände überwinden, Spott und Zweifel seiner Mitmenschen ertragen. »Der Mann mit einer neuen Idee ist so lange ein Spinner, bis sie sich als erfolgreich erweist«, hat Mark Twain gesagt. Der wahre Erfolg aber liegt in der Verwandlung seiner selbst. Wer seinen Träumen folgt, wird ein neuer Mensch.

53

»Die Leute, die niemals Zeit haben, tun am wenigsten.«

G. Chr. Lichtenberg

Es gibt Menschen, bei denen alles bloß Fassade ist. Sie geben vor, mit Arbeit überhäuft zu sein, verbergen dahinter aber nur ihre Faulheit und ihr unkonzentriertes Wesen. Diese Ankündigungsgenies bringen es immer wieder fertig, mit großem Gehabe und wohltönenden Reden andere zu blenden und von ihnen Unterstützung zu bekommen. Sogar Lebenserfahrene gehen ihnen auf den Leim. Wie kann man sich schützen, um nicht durch diese Dampfplauderer in Stress oder sogar finanzielle Nachteile zu geraten? Man trifft mit einem neuen, noch nicht erprobten Partner eine ganz konkrete Vereinbarung wie: »Am 22.10. um 10 Uhr habe ich Ihr Konzept für... in der E-Mail.« Ist dieses Konzept auch nach einer Mahnung nicht da, sollte man sofort die Zusammenarbeit aufgeben. Denn wenn es schon im Kleinen nicht klappt, kommt im Großen nichts als Ärger heraus.

54

»Der Mensch ist ein wildes Tier, das sich selbst gezähmt hat.«

Pierre Reverdy

Der Mensch kommt ungeschliffen in die Welt. Erst die Bildung verwandelt ihn in ein kultiviertes Wesen. Er lernt sprechen und singen, lesen und schreiben. Wissen veredelt seinen Geist. Aber das Wissen allein reicht nicht aus, wenn ihm die Eleganz fehlt. Manche besitzen die natürliche Kultiviertheit des Herzens. Alles, was sie tun und sagen, hat Charme. Andere erlernen Eleganz im Denken, Reden und Umgang durch das Beispiel anderer, durch ihre feine Beobachtungsgabe oder eine gute Schule. Einer meiner Freunde lernte in Cannes zwei russische Millionäre kennen. Sie waren nette Leute, führten sich aber so ungehobelt auf, dass er ständig unter ihren barbarischen Umgangsformen litt. Aristoteles Onassis hat einmal treffend gesagt: »Wenn ein Mensch behauptet, mit Geld lasse sich alles erreichen, darf man sicher sein, dass er nie welches gehabt hat.« Wahre Herzensbildung ist ein Gut, das man nicht im Schnellverfahren kaufen kann.

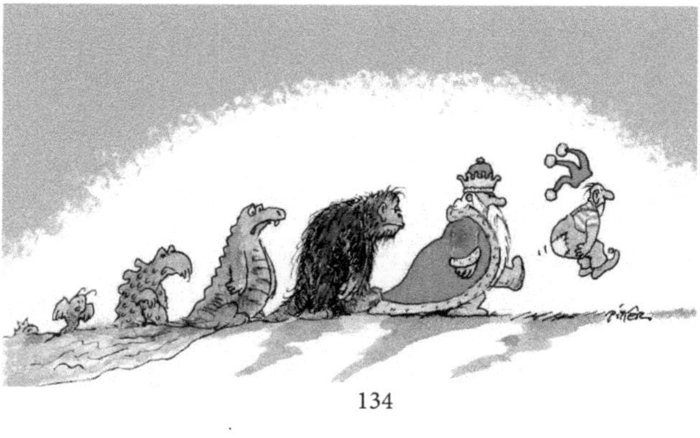

55

»Der Schlaf ist doch die köstlichste Erfindung.«

Heinrich Heine

Die Pfeife rauchende Fürstin Mechthilde Lichnowsky ärgerte sich über die Arroganz von Fachleuten und schrieb das originelle Buch »Der Kampf mit dem Fachmann« darüber. In einer Nacht, als ich nicht richtig schlafen konnte, fiel mir amüsiert ein Gespräch mit meinem Arzt ein, den ich zu meinen Schlafstörungen befragt hatte. »Du hast Depressionen. Daher wachst du von Lebensangst gepeinigt auf. Je früher man nach dem Einschlafen aufwacht, umso besorgniserregender sind die Depressionen und müssen behandelt werden.« Mein Hinweis, dass ich nach einer Stunde Lesen wieder einschlafe, wischte er beiseite. Kurz nach dem Gespräch las ich in einem Buch des Kräuterpfarrers Weidinger, dass unterbrochener Schlaf ab einem gewissen Alter etwas Normales sei. Weidinger sagt: »Wenn ich aufwache, freue ich mich, dass ich wieder weiterschlafen darf.« Weidingers gesunde Einstellung lässt mich sorglos und tief eine zweite Runde schlafen und fröhlich und erholt erwachen.

56

»Ich bin ein bescheidener Mensch. Ich will immer nur das Beste.«

Oscar Wilde

Der witzige Satz hat, wie so viele bei Oscar Wilde, einen weisen Kern. Der Literaturstar wollte immer nur das Feinste vom Feinsten: ein wunderschönes Haus, prächtiges Outfit, die edelste Uhr, den teuersten Haarschnitt, das delikateste Essen. Als tonangebender Ästhet gab er sich jedoch nicht mit käuflichen Äußerlichkeiten zufrieden. Er sprach in vollkommenen Sätzen und arbeitete die richtigen Gesetze für Kleidung heraus, weil er überzeugt war, die Lehre von künstlerischer Kleidung sei eine »Voraussetzung für die Erneuerung von wahrer Kunst«. Er las die besten literarischen Werke, sprach perfekt Französisch und verinnerlichte die Werke zur Lebenskunst, bis er sich selbst in ein Gesamtkunstwerk verwandelte. Schönheit war für Wilde der Glanz der Wahrheit. Auf der leidenschaftlichen Suche danach ließ er nur das Beste gelten. Ein schöner Gedanke in der Zeit der Massenfabrikation, Massenveranstaltungen und Massenmedien. Aber oft ist das Beste sogar das Billigste.

Schweizer Wissenschaftler ließen Weinexperten unterschiedlichste Weine vom preiswerten Supermarktwein bis zum teuersten Edeltropfen kosten. Im ersten Durchgang blieb das Originaletikett samt Preisangabe auf den Flaschen. Den Experten schmeckte wie erwartet der teuerste Wein am besten. Im zweiten

Durchgang hatten die Wissenschaftler alle Etiketten und Preise vertauscht – und siehe da: Plötzlich erschien den Weinexperten der billigste Wein als der köstlichste.

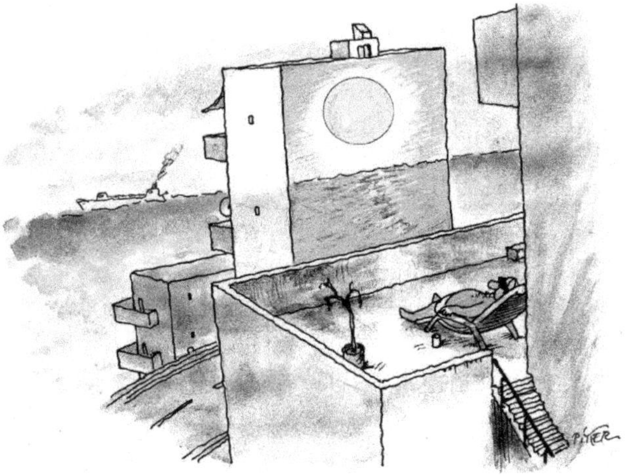

57

»Es ist dafür gesorgt, dass die Bäume nicht in den Himmel wachsen.«

Goethe

Es gibt Glückskinder, die plötzlich aus dem Nichts auftauchen und die Welt mit ihrer Magie verzaubern. Models, Kometen am politischen Himmel, Schauspielerinnen, Popstars, Sportasse und Literaturgurus gehören dazu. Lord Byron, der Erfinder des Weltschmerzes, stellte nach der Veröffentlichung eines Buches verblüfft fest: »Eines Morgens wachte ich auf und war berühmt.« Auch der 24-jährige Goethe war eines dieser Sonnenkinder, als seine »Leiden des jungen Werthers« sofort eine ganze Generation verhexte. Solchen Menschen scheint alles mühelos zu gelingen. Sie werden geliebt, bewundert und beneidet.

Manchen bleibt die Glücksgöttin ihr Leben lang treu und viele werden dadurch arrogant und verlieren die Bodenhaftung. Andere bekommen Zweifel an ihrer ewig gleichen Jagd nach Erfolg wie Reinhold Messner, der einmal zu einem Reporter sagte: »Und was macht man dann, wenn man alle Achttausender bestiegen hat?« Wieder andere, die auf Anhieb den Höhepunkt ihrer Karriere erreichen, stürzen danach ins Nichts zurück. Das ist bitter und treibt einige der Verzweifelten sogar in den Selbstmord. Für manche ist es ein heilsamer Schock, so dass sie erkennen, dass es das Beste, was ihnen passieren konnte. Denn dadurch wurden sie gezwungen, über sich selbst nachzudenken. Wer hin und wieder innehält und über sein Leben nachdenkt, wird feststellen, dass »all unser Missvergnügen über das, was uns fehlt, bloß aus dem Mangel an Dankbarkeit für das zu entspringen scheint, was wir haben«, wie es Daniel Defoe im »Robinson Crusoe« sagt.

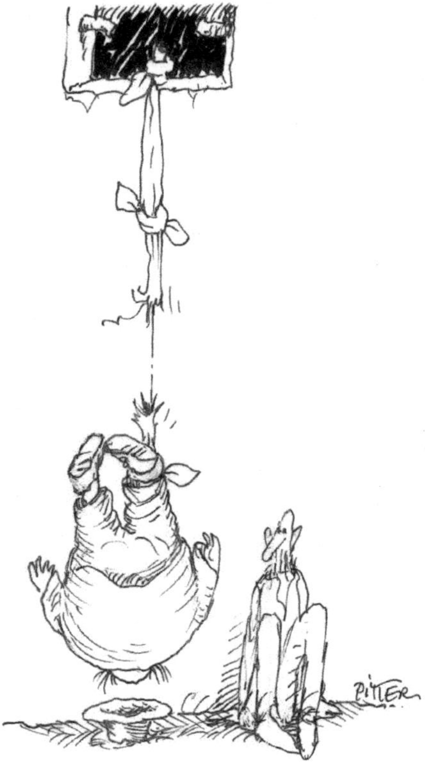

58

»Versucht, die Welt ein bisschen besser zurückzulassen, als ihr sie vorgefunden habt.«

Robert Baden-Powell

Baden-Powell, Gründer der Pfadfinderbewegung, war britischer Offizier und wurde durch seine kühnen Militäraktionen in Afrika zum Kriegshelden in England. Dort war man aber schockiert, als er sagte: »Krieg ist gottlos und unheilig und wird ausgelöst durch menschliche Schurkerei.« Das wollte er ändern, indem er Jungen und Mädchen verschiedener Rassen, Nationen, Religionen und sozialen Schichten so früh wie möglich in Freundschaft zusammenführte. 1907 veranstaltete er das erste Jugendzeltlager mit 22 Jungen aller sozialen Schichten, 20 Jahre später gab es bereits 50.000 Pfadfinder in 72 Ländern. Sein Buch »Scouting for Boys«, in dem er seine Ideen für ein vernünftiges Zusammenleben zusammenfasste, gilt als eines der bedeutendsten pädagogischen Werke des 20. Jahrhunderts. Als Baden-Powell 1941 starb, hatte er seinen Lehrgrundsatz »Learning by Doing« bravourös verwirklicht und die Welt tatsächlich ein wenig verbessert.

59

»Scheidung ist ein Spiel unter Rechtsanwälten.«

Cary Grant

Die Ehe eines befreundeten Paares ging 33 Jahre gut. Dann engagierte die Ehefrau einen Mafiakiller, um ihren Mann umzubringen. Als ihr klar wurde, was sie alkoholisiert in Gang gesetzt hatte, rief sie ihren Mann an und warnte ihn. Das Paar versöhnte sich wieder. Drei Monate später gab sie dem Finanzamt den Tipp, ihr Mann hätte 15 Millionen Euro schwarz in die Schweiz gebracht. Die Beschuldigung war aus der Luft gegriffen. Die Ursache war grundlose Eifersucht. Mein Freund erlitt einen Herzinfarkt. Sein Angebot, sich friedlich zu trennen, wurde durch Anwaltsbriefe beantwortet. Nach acht Jahren Rosenkrieg kostete die Scheidung eine halbe Millionen Euro. Inzwischen werden 50 Prozent aller Ehen geschieden. Außer den seelischen Verletzungen, die man sich zufügt, sind die Kinder psychisch geschädigt und oft beide Partner finanziell ruiniert. Im leichtlebigen Frankreich setzt man dagegen auf eine harmonische Scheidung. Nachdem man sich gütlich geeinigt, strittige Punkte geklärt und alles in einem Vertrag besiegelt hat, trennt man sich freundschaftlich, indem man das Ende der Ehe mit einem kleinen Fest feiert, zu dem alle Freunde und Hochzeitsgäste eingeladen werden. Nur die Kinder müssen diesmal zu Hause bleiben.

60

»Meine Religion ist sehr einfach - meine Religion ist Güte.«

Dalai Lama

Es gibt Menschen, die wie ein Sonnenstrahl durchs Zimmer gehen. Aus ihnen strahlt innere Harmonie. Sie wollen keinem Wesen in der Natur übel, und jeder spürt es sofort. Darum verehrt man den Dalai Lama so, auch wenn er sich inzwischen aus der Öffentlichkeit zurückgezogen hat. Auch der heilige Franziskus von Assisi muss ein Mensch dieser freundlichen Art gewesen sein, denn er predigte den Vögeln und anderen Tieren, und sie kamen vertrauensvoll zu ihm. Menschen, die mit sich selbst in Einklang sind, haben die Gabe, sogar Missmutige und Verzagte mit Fröhlichkeit zu erfüllen. Meine verstorbene Freundin Christiane Thurn war ein solch großartiger Mensch. Mit ihrem weiten Herzen gewann sie jedes Herz und gab allen ein Stückchen Glück mit auf den Weg. Die Welt zu verbessern ist einfacher, als man denkt. Es beginnt mit einem freundlichen Lächeln.

61

»Ordnung lehrt euch Zeit gewinnen.«

Goethe

Jemand, der halbherzig oder oberflächlich arbeitet, wird nach und nach ein unordentlicher Mensch. Unsere Großeltern glaubten, dass Ordnung das Wichtigste sei. Warum? Weil alles, was »unordentlich« getan wurde, nicht mit ihnen endete. Es endete nicht einmal mit den Leuten, denen die Chaoten vielleicht damit geschadet hatten. In New York gibt es eine Kontrolltruppe der Polizei, die darauf achtet, dass kaputte Fensterscheiben ersetzt werden und sich kein Müll in stillen Winkeln sammelt. Unordnung setzt sich fort wie eine Epidemie, deshalb muss sie im Keim erstickt werden. Wo ein paar schrottreife Fahrräder vor sich hin rosten, entsteht in kurzer Zeit eine Müllhalde. Positive Energie erzeugt ein positives Umfeld und erleichtert das zielgerichtete Handeln: Alles, was Sie nicht sofort erledigen oder zur Seite legen, bedeutet, Sie müssen es wieder in die Hand nehmen, neu nachdenken und somit doppelt arbeiten.

62

»Eine glückliche Ehe ist die, in der die Frau ein bisschen blind und. der Mann ein wenig taub ist.«

Gordon Dean

In ihrem Buch »Fremdgehen« untersucht Pamela Druckerman das Seitensprungverhalten in verschiedenen Ländern. In den puritanisch geprägten USA ist nach einer Affäre die Beziehung meistens kaputt, der Schuldige wird aus dem Haus geworfen und die Ehe geschieden. Ehepartnern, die versuchen, ihre Ehe zu kitten, steht ein Ehetherapiemarathon bevor, der jedes Detail der Untreue auf den Tisch bringt. Eine schmerzhafte Heilmethode, die nicht unbedingt zum Erfolg führt. Die Franzosen gehen die Sache viel nüchterner an.

Im Mutterland des Minnesangs gilt von jeher der Ehebruch als eine der schönen Künste. Jeder weiß hier, dass die Liebe keine Sünde ist und auch verheiratete Herzen in Brand stecken kann, denn die Liebe besiegt schließlich alle, wie es in einem berühmten Lied heißt. Daher drückt der Ehepartner geduldig beide Augen zu und wartet, bis die Affäre vorbei ist. Er fühlt sich nicht betrogen und daher wäre auch eine Beichte fehl am Platz.

63

»Intelligenz ist die Fähigkeit, die bewirkt, dass man Abstand nimmt«

Henry de Montherlant

Männer kommen bei der früheren Ikea-Managerin Petra Hesser nicht gut weg, wenn es ums Zusammenbauen von Möbeln geht. »Sie schauen nie auf die Anleitung und haben die meisten Probleme beim Aufbauen, weil sie meinen, sie könnten das sowieso.« Daraufhin gibt es oft Frust, der sich bis zu Wutanfällen steigern kann. Frauen sind viel gelassener und kommen rasch zum Ergebnis, weil sie gründlich die Aufbauanleitung des Herstellers studieren und systematisch vergehen. »Die Frau legt erst einmal ordentlich sortiert die Schrauben vor sich hin. Männer schmeißen die alle auf einen Haufen und dann fehlt hinterher etwas.« Petra Hessers Behauptung ist nicht aus der Luft gegriffen, sondern »empirisch belegt«. Diese verblüffende Erkenntnis könnte »Mann« helfen, technische Probleme stressfrei auf Frauenart zu lösen.

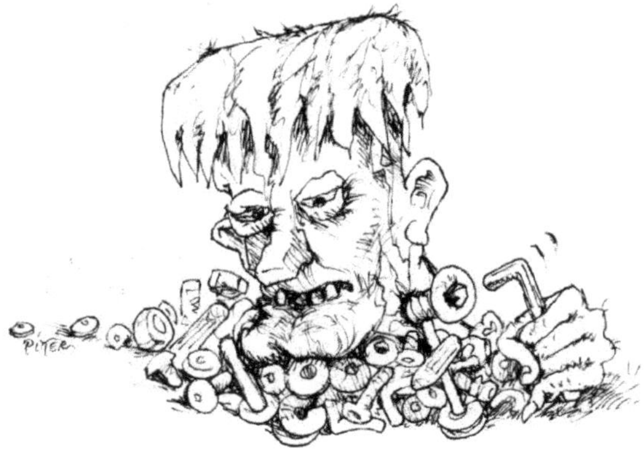

64

»Lasst uns essen und fröhlich sein.«

Lukas 15,23

Früher – und das ist noch gar nicht so lange her, sagen wir vierzig Jahre – war Essen mehr als nur Nahrungsaufnahme, wie sie heute oft in der Fast-Food-Fabrik im Stehen, im Gehen oder sogar beim Telefonieren geschieht. Die gemeinsamen Mahlzeiten waren ein Ritual, bei dem die gesamte Familie entspannt ein in stundenlanger Arbeit entstandenes Mahl genoss. Man erzählte sich über Schweinebraten und Kirschenkompott hinweg seine Alltagsgeschichten, Freuden und Sorgen, hörte einander zu, gab Ratschläge und traf auch gemeinsam Entscheidungen. Das ausgedehnte Essen beanspruchte viel Zeit und diese Zeit nutzte man zur Kommunikation. So wurden gleichermaßen Körper und Geist gekräftigt und nebenbei Sonntagsbraten und zugleich Probleme verdaut. Fast jeder lebte in einem ausgewogenen Rhythmus zwischen Arbeit und Freizeit. Wer, zumindest am Sonntag, diese alte Esskultur mit gemütlichem Mittagsschläfchen und anschließendem Kaffee und Kuchen wieder einführt – ohne Backgroundfernseher und Telefonterror schafft einen Ruhepunkt im Leben, auf den er sich die ganze Woche freuen wird. Und falls man nicht einmal dieses schafft, sollte man mit seiner oder seinem Liebsten hin und wieder gemeinsam kochen und tafeln. Liebevoll gemeinsam zubereitetes Essen würzt die Poesie der Liebe.

65

»Er hatte das Gehabe der aufgeblähten Impotenz.«

Yorick Huntinghall

Jede Woche jettet einer meiner Bekannten geschäftlich um die halbe Welt. Die aufreibenden Flüge, der Erfolgsstress bei den Verhandlungen, die anschließenden Geschäftsessen mit den männlichen Trinkritualen zehren an seiner Gesundheit. Vor dem Flug schluckt er ein Valium zur Beruhigung, gegen den Jetlag ein Aufputschmittel und kurz vor der Verhandlung die Zauberdroge Ritalin, ein Mittel, das die Konzentration steigert und einen jeden Sitzungsmarathon überstehen lässt. Weil er ständig überdreht ist und nachts keinen Schlaf findet, wird auch der Griff zum Schlafmittel zur Gewohnheit. Der Fitness-Cocktail wirkt für kurze Zeit Wunder. Doch nach ein paar Monaten führt er zur Medikamentensucht. Man erhöht die Dosis. Energieschübe wechseln ab mit Teilnahmslosigkeit und Niedergeschlagenheit und Aggression. In der Beziehung kommt es zur Krise. Um auch diese zu überstehen, nimmt man Antidepressiva und Viagra. Der Tanz im Teufelskreis wird immer schneller.

Denn niemand kann immer leistungsfähig sein und pausenlos arbeiten. »Wozu auch?«, fragt sich mein Freund, denn er weiß zum Glück, dass der Zusammenbruch programmiert ist. Er hat ihn bei Geschäftspartnern und Freunden miterlebt. Er hofft, nicht auch selbst in einer Edelklinik für »High Potentials« zu landen, und sucht nach einem Weg, sich aus seiner Sucht, immer besser, immer schneller, immer erfolgreicher sein zu müssen, zu befreien, indem er lernt, die eigenen Grenzen zu akzeptieren. Aber auch wenn man sich seiner kritischen Lage voll bewusst ist, steht man dieser ohnmächtig gegenüber und weiß auch, dass sie nicht von einem Tag auf den anderen zu ändern ist. Was tun? Wenn Ihnen große Veränderungen schwerfällen, versuchen Sie es erst einmal mit den kleinen Dingen, die sich einfacher ändern lassen. Denn: Wer nicht aufs Kleine schaut, scheitert am Großen, sagt Lao Tse.

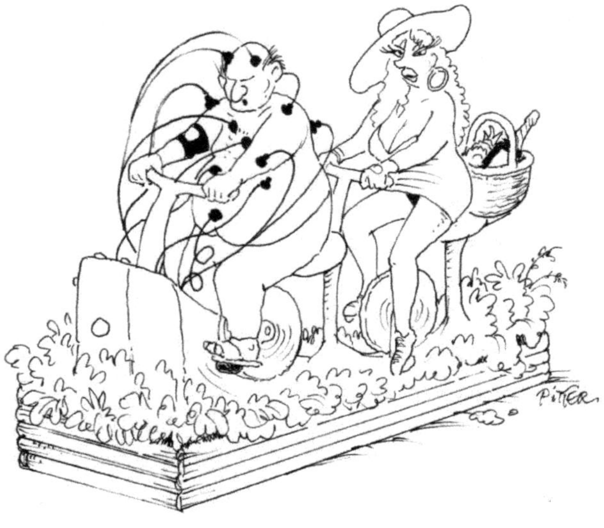

66

»Alles hat Zeit.«

Etienne François Herzog von Choiseul

Casanova, der ständig dem Glück, dem Geld, der Sensation und den Frauen nachjagte und, was den Stress betrifft, seiner Epoche weit vorauseilte, bewunderte den Herzog von Choiseul wegen seiner Gelassenheit in allem. Immer ausgeglichen und guter Laune, war der Herzog die Höflichkeit in Person und wurde von jedermann geachtet. Er hatte es sich zum Prinzip gemacht, niemals zu streiten. Ärger und allem Unerfreulichen ging er aus dem Weg, um ein Leben in Freude führen zu können. Wenn man seinen klugen Satz verinnerlicht lebt man tatsächlich unbeschwerter. Warum müssen alle Arbeiten an einem Tag fertig werden? Warum kann ein unaufgeräumter Schreibtisch nicht bis morgen warten? Warum muss jeden Samstag der Rasen auf Zentimeterlänge gemäht werden? Der Wert der Zeit liegt darin, dass man sie nutzt, und nicht, dass man ihr nachhetzt. Will jemand mit Ihnen streiten oder um eine Nebensächlichkeit diskutieren (von »discutio«: zertrümmern, zersprengen) – geben Sie ihm einfach recht.

67

»Eifersucht ist die Angst vor dem Vergleich.«

Max Frisch

Die Eifersucht, die Schwester des Neides, hat zu vielen entsetzlichen Verbrechen geführt. Städte wie Troja wurden von gekränkten Ehemännern ausgelöscht. Der geniale Komponist Carlo Gesualdo, Fürst von Venosa, erdolchte seine Ehefrau und ihren Geliebten und ließ sie nackt auf den Stufen seines Palastes öffentlich ausstellen. Im aufgeklärten 19. Jahrhundert erschoss Armand von Ardenne den Liebhaber seiner Frau Elisabeth, entzog ihr die Kinder, strich ihr Vermögen ein und warf sie fast mittellos aus dem Haus. Aus der Story machte Fontane seinen berühmten Roman »Effi Briest«. Was nach Schauergeschichten aus alter Zeit klingt, geschieht jeden Tag in unserer Umgebung, wie ein Blick in die Zeitung zeigt. Ein Eifersüchtiger ist zwar ein armer Kerl, aber auch ein wenig lächerlich, wenn er vor Dritten wutschnaubend seinen Rivalen verflucht und einen Menschen, den der zu lieben vorgibt, als Hure beschimpft. Wie Max Frisch sagt, erhebt er Anspruch auf einen Sieg ohne Wettstreit, redet von Treue, weiß aber genau, dass er nicht ihre Treue will, sondern ihre Liebe. Je mehr er tobt und jammert, umso verächtlicher wird er. Nur wer den Verlust großherzig akzeptiert, hat die Chance, eine verlorene Liebe in Freundschaft verwandeln zu können.

68

»Neid ist ein Eingeständnis der Minderwertigkeit.«

Victor Hugo

Meine Freundin, die Schriftstellerin Magdalena Felixa, schickte mir einen Brief zum Thema Neid: Der Lebensabschnitt zwischen 30 und 40 ist ein seltsamer Zeitraum. Unaufhörlich wird verglichen und gemessen. Wer hat die interessanteren Jobs? Wer hat das größere Haus? Wer hat den potenteren (im jeglichen Sinne) Mann? Die schönere Frau? Den aufregenderen Sex? Die intelligenteren Kinder? Das teurere Auto? Wer leidet bereits an ersten Alterserscheinungen? Wer sieht trotz Stress immer noch säuglingsfrisch aus? Es ist ein trauriger Zirkus... Aber wahrscheinlich ist es ein ungeschriebenes Gesetz unserer Gesellschaft, dass man zwischen 30 und 40 seinen Platz in dieser Welt gefunden haben muss. Die Karriere, die Liebesbeziehung, die Kinder,... Während man ein Jahrzehnt zuvor scheinbar alle Freiheiten der Welt hatte, erwacht offenbar mit 30 die bürgerliche Torschlusspanik, die mit 40 ihren Höhepunkt erreicht. Mich erstaunt, wie viel Lebenskraft Menschen dieser Altersgruppe dafür aufwenden, Gleichaltrige zu belauern, sie und ihre Erfolge totzuanalysieren oder sich an ihren Misserfolgen zu erfreuen. Da viele trotz großer Worte sich nicht viel Zutrauen und noch weniger Vertrauen in Lebensprozesse haben, sind sie Gefangene einer durch die Medien genormten Welt. Statt uns auf uns selbst zu konzentrieren, Energie in Weiterbildung zu investieren, denn Bildung ist Reichtum und Freude, die man nicht verlieren kann, und dadurch Freunde zu gewinnen, gären viele der »Neidgeneration« im eigenen Frust vor sich hin und geben die Schuld für ihr Versagen einem abstrakten System oder Mitmenschen. Kein Wunder, dass so viele von uns unzufrieden sind. Wer sagt denn, dass man mit 45 nicht noch einmal von vorne beginnen kann? Wo steht geschrieben, dass wir nicht mit 70 den Erfolg geschenkt bekommen, den wir mit 30 vermissten? Warum kann man mit über 40 nicht doch noch eine Familie gründen? Wieso nicht mit 66 die »große Liebe seines Lebens« finden? Jeder hat seinen Lebensweg, der sich mit anderen nicht vergleichen lässt. Und jeder bekommt immer wieder Chancen geschenkt. Jede Minute unserer ganz persönlichen Gegenwart ist kostbar. Wie ein sehr kluger Freund zu sagen pflegt: »Sorge dich nicht. Lebe! Nimm das Leben leicht. Wir haben nur das eine.« Es gibt auch den positiven Neid: Ich beneide jemand, weil er Klavier spielen kann etc. Dieser Neid ist ein Ansporn, es ihm gleichzutun. Aber wer andere nur um ihre Häuser, große Autos und dergleichen beneidet, verdient es, darunter zu leiden.

69

»Zorn ist ein Windstoß, der das Licht der Vernunft ausbläst«

Robert Green Ingersoll

Zwei sind über Jahrzehnte gut befreundet. Plötzlich kommt es wegen einer Nichtigkeit zur Verstimmung. Daraus entwickelt sich lautstarker Streit.

Man trennt sich in Unfrieden. Versöhnungsangebote des einen weist der andere gekränkt zurück. Vermittlungsversuche gemeinsamer Freunde scheitern an Starrsinn oder Stolz der Vergrämten. Freundschaft hat sich in bittere Feindschaft verwandelt. Aus alten Freunden werden die schlimmsten Feinde. Sie kennen die Schwächen des anderen und machen sie publik. Sie wissen um seine Geheimnisse und nutzen sie zur Verunglimpfung. Daher ist es klug, es nie zum Bruch kommen zu lassen. Warum soll man eine Tür, die noch ein wenig offen steht, gänzlich zuschlagen? Wenn die Unversöhnlichkeit von beiden Seiten ausgeht, ist wahrscheinlich die Freundschaft zu Recht kaputtgegangen. Ist es nicht ganz so, empfiehlt es sich, eine Pause einzulegen.

Ist Freundschaft vorhanden, wird einer der beiden auf den anderen zugehen, und man kann sich wieder aussöhnen.

70

»Wer den Tod fürchtet, hat das Leben verloren.«

Johann Gottfried Seume

Mein Freund Georg Salomon, ein fröhlicher Mensch, der das Leben von der leichten Seite nimmt, erzählte mir, dass seine männlichen Vorfahren und Verwandten um die 50 herum stürben.

Nur ein Onkel sei kürzlich 56 geworden. Daher würde er jetzt sein Mausoleum bauen. Weil Georg ein Mann klarer Entscheidungen ist, setzte er diesen Entschluss umgehend in die Tat um. Auf die Frage eines gemeinsamen Freundes, was er sich zum Geburtstag wünsche, sagte er: »Zementsäcke für mein Mausoleum.« Und so bekam er zehn Zementsäcke zum Geschenk. Inzwischen steht der eigenhändig errichtete Grabbau, der nicht nur für Georgs Urne vorgesehen ist, sondern in dem auch sein Hund Bruno zur letzten Ruhe gebettet wird. Georg fürchtet den Tod nicht. Im Gegenteil, er genießt das Leben in vollen Zügen.

71

»Optimismus ist die Fähigkeit, in einem leeren Weinkeller eine Flasche Bordeaux zu entdecken.«

Robert Curtius

Fällt einem in Deutschland Großmutters Vase aus der Hand, fliegt einem das Flugzeug vor der Nase weg, vergisst man seine Kreditkarte, heißt es gleich: Schlimmeres hätte nicht passieren können. Die Weltsicht des Deutschen ist pessimistisch. In Irland ist es das Gegenteil. Geht eine Flasche mit 20 Jahre altem Whisky zu Bruch, vergisst man seinen Regenschirm im Pub oder verstaucht sich den Fuß, sagt der Ire: It could be worse – es könnte schlimmer sein. Man hätte sich ja auch das Bein brechen, statt des Flugzeugs einen Lottogewinn verpassen oder seinen Laptop verlieren können. Statt sich zu grämen, tröstet man sich auf der Grünen Insel damit, dass man Glück im Unglück gehabt hat.

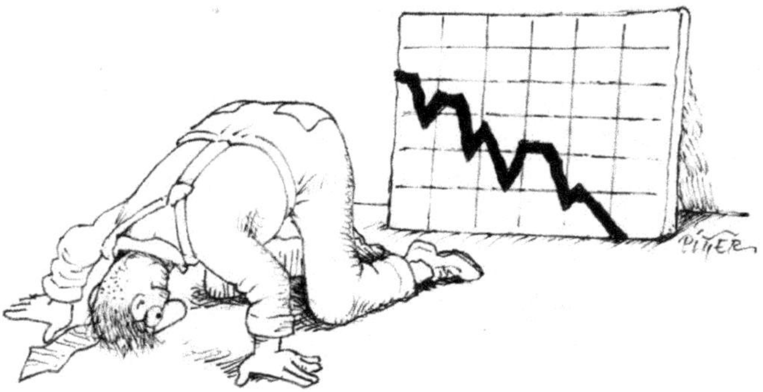

72

»Sorglosigkeit ist die Ursache vieler Sorgen.«

Ron Kritzfeld

Man soll sich zwar nicht zu viel um die Zukunft sorgen, aber auch nicht die Augen vor Gefahren verschließen. Wer ständig sein Bankkonto überzieht, wird eines Tages vor dem Bankrott stehen. Wer kleine Probleme ständig verdrängt, steht plötzlich vor einem Berg von Schwierigkeiten. Nie soll man ein Übel gering achten, wie klein es auch erscheint. Alles ist miteinander verkettet. Glück und Unglück neigen sich stets zu der Seite, wo bereits viel davon ist. Hinzu kommt, dass sich jeder vor Unglücksraben zurückzieht. »Das Unglück zeigt sich zuerst im Gesicht«, sagt ein jiddisches Sprichwort. Einen Unglücklichen lässt alles im Stich, das Vertrauen der anderen genauso wie das Selbstvertrauen. Einer meiner Bekannten, ein ehemals begüterter Gastronom, wurde plötzlich vom Pech verfolgt. Aus Angst vor seinen ständig steigenden Schulden öffnete er nicht mehr die Briefe der Bank. Eines Tages wurde sein gesamter stattlicher Immobilienbesitz versteigert. Hätte er seine Probleme nicht verdrängt, sagte mir sein Steuerberater, hätte er zumindest einen Teil aus dem Erlös seiner Häuser retten können. Für den römischen Kaiser Hadrian bestand die Weisheit überhaupt darin, dass man keine jener »bösen Überraschungen außer Acht lässt, an denen das Leben reich ist, wodurch man dieböseste vielleicht vermeidet«.

73

»Lachen vertreibt die Dämonen.«

Rumänisches Sprichwort

Was so märchenhaft klingt, hat dem »Spiegel«- Korrespondenten Tiziano Terzani das Leben gerettet. Als die Roten Khmer in Kambodscha an die Macht kamen, hatte er die irre Idee, sich mitten ins Kampfgebiet zu begeben. Er überquerte zu Fuß die Brücke von Thailand nach Kambodscha, wo ihm die vor den Mörderbanden flüchtenden Kambodschaner zuriefen: »Lauf! Kehr um!« Doch Terzani ging, von der Gier nach »der Story« besessen, weiter. Kurz darauf wurde er von einer Truppe jugendlicher Revolutionäre gefangen genommen. Sie drängten ihn an die Wand, bedrohten ihn mit Pistolen und schrien: »Ameriki, Ameriki, CIA, CIA!« Plötzlich war Terzani klar, dass er jeden Moment erschossen werden konnte. Da lachte er. Später erläuterte er den Grund: »Wenn einer auf dich zielt, lächle ihn an!« Er zog seinen Pass aus der Tasche und rief auf Chinesisch: »Nein! Ich bin Italiener! Italienischer Journalist!« Zum Glück verstand ihn ein chinesischer Markthändler. Diesem erklärte Terzani, dass er nicht Amerikaner, sondern Italiener sei und über »den großen Sieg der Khmer« berichten wolle. Der Chinese übersetzte das dem jugendlichen Truppenführer und dieser benachrichtigte seine Kommandanten von dem Gefangenen. Nach einem Verhör auf Französisch war Terzani frei. Erst später kamen die Todesangst und die Erkenntnis, dass ihn nur das Lachen vor dem Erschießen gerettet hatte, weil es die Revolutionäre verunsichert hatte.

74

»Jedes Zuviel ist schlecht.«

Giacomo Casanova

Wenn die Geschäfte florieren, wächst neben dem Kontostand auch der Mut. Man möchte den Schwung nutzen, mehr Erfolge verbuchen, größere Sicherheiten schaffen. Eine ehemalige Kollegin ist Gründerin einer gut gehenden Sprachschule. Inzwischen ist sie auch mit ihrem Internetprogramm sehr erfolgreich. Nach Jahren mühsamer Aufbauarbeit erntet sie jetzt die Früchte. Von dem erwirtschafteten Kapital will sie eine Filiale in einer anderen Stadt aufbauen.

»Ist das wirklich so klug?«, fragte ich. »Du hast einen kleinen Sohn und arbeitest sowieso schon bis zur Erschöpfung. Nutze lieber die Zeit, die dir übrig bleibt, um dein Leben angenehmer zu gestalten.« Sie hörte mir aufmerksam zu, als ich ihr von einem Freund erzählte, der vor Jahren eine Zeitschrift über künstliche Intelligenz gegründet hatte, die in New York, Bonn und Tokio erschien – jeweils auf Englisch. Dadurch ließ sich scheinbar das Projekt relativ problemlos realisieren.

Doch es kam anders: Schließlich jettete der Freund dauernd zwischen den Ländern hin und her. Es hatte sich herausgestellt, dass in jedem Land nicht nur der Wissensstand ein anderer, sondern auch das Englisch stets um eine Nuance verschieden war. Statt einer Redaktion musste mein Freund nun drei aufbauen und als Koordinator hin und her hetzen. Schließlich rechnete sich das ganze Unternehmen nicht mehr und die Zeitschrift wurde eingestellt. Zeit, Geld und Energie waren verloren. »Du hast eigentlich recht«, sagte sie und gab den Plan auf.

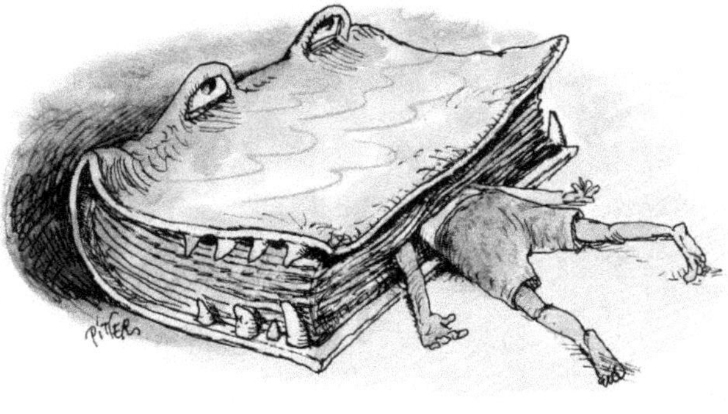

75

»Wohlstand ist die Summe des Überflüssigen, ohne das man nicht mehr auskommen kann.«

Gustav Knuth

Jedem von uns ist klar: Vieles sollte man eigentlich gar nicht besitzen.

Oft genießt man besser das Fremde als das Eigene. Das, was den Besitzer in den ersten Tagen stolz macht, wird ihm mit der Zeit zur Last. Besitz vermehrt oft nicht den Genuss, sondern den Verdruss. Ein Freund, der einige Häuser in den schönsten Gegenden Europas besitzt, erzählte mir, dass eigentlich seine Gäste die wahren Nutznießer seiner Anwesen sind: »Sie erholen sich dort und feiern rauschende Feste, die ich für sie arrangiere und bezahle. Während ich überall sehe, was repariert werden muss, erfreuen sie sich an den Gärten und Pools. Wenn sie erholt abreisen, lassen sie mich mit meinen Sorgen zurück.« Er könnte viel entspannter leben, wenn er sich von einem Teil seines Besitzes trennen würde.

76

»Selbstvertrauen ist der Schlüssel, der fast jede Tür öffnet.«

Anonymus

Was aber ist, wenn das Selbstvertrauen schwächelt oder gänzlich fehlt? Christoph Georg Lichtenberg entwickelte sein Selbstvertrauen, indem er sich ermutigte: »Bei Ausarbeitungen habe stets vor Augen: Zutrauen zu dir selbst, edlen Stolz und den Gedanken, dass andere nicht besser sind als du, die deine Fehler vermeiden und dafür andere begehen, die du vermieden hast.« Dieser selbstbewusste Satz hat mir immer geholfen, wenn ich Neues begann. Unsere verschulte Gesellschaft greift vom Kindergarten bis zur Universität in das schöpferische Denken junger Menschen ein, indem sie vorgeprägte Gedanken verpflichtend vorgibt. Selbst Sprache und Form einer Diplomarbeit müssen nach vorgegebenen Mustern gestaltet werden. Wer jahrelang das schrullige Universitätsrotwelsch eingetrichtert bekommt, ist kaum mehr eigener Gedanken und Formulierungen fähig. Er ist im wahrsten Sinne des Wortes »verbildet«.

Als ich als Student »Die Kultur der Renaissance in Italien« von Jacob Burckhardt las, stieß ich gleich auf der ersten Seite auf den sensationellen Satz, dem ich seither Sicherheit und Gelassenheit bei meinen künstlerischen und wissenschaftlichen Arbeiten verdanke: »Auf dem weiten Meere, auf welches wir uns hinauswagen, sind der möglichen Wege und Richtungen viele, und leicht könnten dieselben Studien, welche für diese Arbeit gemacht wurden, unter den Händen eines anderen nicht nur eine ganz andere Benutzung und Behandlung erfahren, sondern auch zu wesentlich verschiedenen Schlüssen Anlass geben.«

Wer sich mit beiden großartigen Weisheiten von Lichtenberg und Burckhardt wappnet, übersteht sogar lächelnd Angriffe von Besserwissern und Miesmachern.

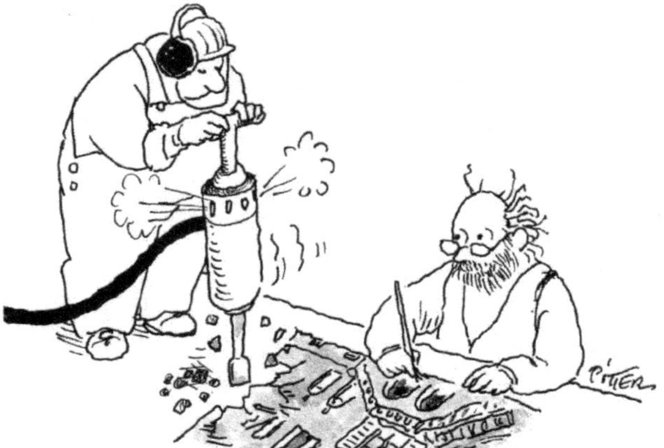

77

»Die Engel können fliegen, weil sie sich leicht nehmen.«

Chesterton

Es gibt sie, diese ätherischen Wesen, die unter uns leben und einfach durch ihr Sein wirken.

Sie besitzen die Gabe des In-sich-Ruhens wie andere die Kunst der Komposition oder den leichtfüßigen Gang der Tänzerin. Mein Freund Rafael ist solch ein in sich ruhender Mensch. Immer ruhig und immer freundlich zu allen Menschen, gewinnt er im Flug jedes Herz. Sogar als seine Mutter starb, strahlte er die tiefe Heiterkeit und Zuversicht des wahrhaft Wissenden aus. Und jeder, der ihn anblickte oder mit ihm sprach, fühlte sich getröstet. Er ist der einzige Großmeister der Philosophie der Freude, den ich persönlich kenne. Nichts kann ihn erschüttern. Sein schlafwandlerisches Vertrauen in das Wesen der Gottheit oder was uns sonst an unsichtbaren Kräften umgibt, umstrahlt ihn mit einer Aura des Glücks. Und ein wenig von diesem Glanz strahlt in die Seele eines jeden, der in seiner Nähe ist.

Mir erzählte einmal ein alter Bergbauer im Salzburger Lungau, dass im Nachbarhof ein siebenjähriges Mädchen mit der Gabe der Heilung wohne. Ich verstand nicht, was er damit meinte. »Das Mädchen hat unerklärliche Kräfte«, sagte er. »Wenn jemand krank ist, wird sie gerufen. Mit der Kleinen an seiner Seite wird fast jeder wieder gesund. Es ist ein Wunder. Ist aber jemand unheilbar krank, so zieht sie sich schon an der Tür zurück. Sie spürt die Übermacht des Todes.« Solche Menschen können einem in großer Not beistehen. Nicht durch Handeln, sondern einfach durch Sein.

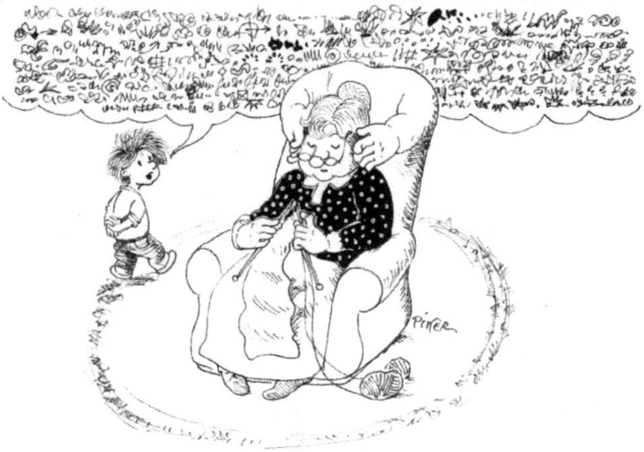

78

»Gleichmütigkeit ist das Selbstgefühl einer gesunden Seele.«

Immanuel Kant

Oft erspart uns eine kleine Weisheit aus dem Erfahrungsschatz des Volkes unnötige Aufregungen.

Ich bewahrte einen kanadischen Golddollar im Portemonnaie und sah in dem Geschenk den Glücksbringer für eine stets gefüllte Börse. Eines Tages fuhr ich mit den beiden kleinen Söhnen einer Freundin zum Bahnhof, um eine andere Freundin abzuholen. Es war August und die Jungen wollten ein Eis. Beim Zahlen vermisste ich plötzlich meinen Glücksbringer. Ich war mir sicher: Er musste gerade heruntergefallen sein. Doch trotz intensiver Suche fanden wir die Münze nicht wieder. Weil ich sie für das Symbol der Prosperität während des Hausbaus ansah, berichtete ich geknickt meiner Freundin das Missgeschick. Ihre Reaktion war verblüffend. »Das ist wunderbar! Gold verlieren bedeutet Reichtum, sagen wir in Polen. Es hätte dir nichts Besseres passieren können«, tröstete sie mich. Diese Volksweisheit brachte mich tatsächlich über den Verlust hinweg. Doch die Geschichte geht weiter. Mein Geburtstag am 1. Oktober sollte abends mit einem Fest gefeiert werden. Erleichtert gab ich meine fertige Steuererklärung beim Finanzamt ab und fuhr in die Wachau, um mich für meine Arbeit zu belohnen. Es war erst halb zwölf, aber ich hoffte, in einem Gasthaus ein Essen zu bekommen. Damit mein

Hund niemandem lästig werden konnte, setzte ich mich an einen Tisch im Gang. Doch der Wirt drängte mich, im edlen Speisezimmer zu essen. Kaum hatte ich Platz genommen, tuschelten die beiden einzigen Gäste aufgeregt miteinander. Da ich die Zeitung las, bekam ich das nur nebenher mit. Plötzlich stand der Wirt neben mir und fragte: »Haben Sie etwas verloren?« Ich griff nervös zum Portemonnaie, zu den Papieren, Schlüsseln. Der Hund!, durchfuhr es mich. Doch der lag friedlich zu meinen Füßen. »Nein«, erwiderte ich. – »Denken Sie nach. Haben Sie in letzter Zeit etwas verloren?« – »Nein«, antwortete ich nach kurzem Nachdenken. – »Etwas aus Gold?« – »Aus Gold besitze ich nichts«, sagte ich im Brustton der Überzeugung. – »Denken Sie scharf nach«, sagte der Wirt. – Plötzlich fiel mir mein Glücksbringer ein. »Ja, ich habe vor ein paar Wochen einen kanadischen Golddollar verloren. Aber das war in Krems.« Der Wirt legte einen Briefumschlag auf den Tisch. »Ist es dieser?« Ich griff in den Umschlag und zum Vorschein kam – mein Glücksbringer. Ich konnte es nicht fassen. An einer Delle erkannte ich genau, dass es meine Münze war. Nachdem ich mich gefasst hatte, erfuhr ich die wundersame Geschichte. Im August hatte ich ebenfalls hier gegessen. Neben mir saß das Ehepaar aus Bayern. Ich zahlte und ging. Da entdeckte das Ehepaar die Goldmünze. Sie fragten den Wirt, ob er mich kenne. Dieser sagte Ja, aber er wisse weder meinen Namen noch meine Adresse. So verwahrte er die Münze. Seltsame Wege geht das Geld. Daher soll man sich über Verluste nicht allzu sehr aufregen. Ebenso schnell können sie sich wieder in Gewinne verwandeln.

79

»Der Anfang ist der wichtigste Teil der Arbeit.«

Platon

Jeder sorgfältig geplante Anfang einer Arbeit beginnt mit dem Konzept. Denn das Konzept ist die Sache selbst. Es ist der Bauplan des ganzen Projekts. Deshalb muss daran so lange gefeilt werden, bis die Form stimmt. Der kluge Planer unternimmt gleich anfangs, was der nachlässige erst am Ende tut. Das heißt, wer zu Beginn Fehler macht, muss diese gezwungenermaßen unter Mühen und Kosten in einer späteren Arbeitsphase korrigieren. Mein Freund Alexej – ein ausgezeichneter Organisator – sagte mir vor vielen Jahren: »Die Grausamkeiten muss man am Anfang machen.« Dieser Satz hat mir oft geholfen, wenn mir Geschäftspartner in weinseliger Stimmung versicherten: »Wir werden uns schon einig werden.« Damit sind Zank und Ärger bereits programmiert. Wenn zu Beginn der Zusammenarbeit nicht über alle Vertragspunkte Klarheit herrscht, kommt es meistens zum Streit.

80

»Am guten Tage sei guter Dinge, und den bösen Tag nimm auch für gut.«

Prediger Solomon

Es gibt Tage, an denen man mit dem falschen Fuß aufsteht, wie der Volksmund sagt. Man spürt es sofort: Nichts geht leicht von der Hand. Wenn der zweite Versuch, die Dinge in den Griff zu bekommen, schiefgeht, sollte man sich zurückziehen. Denn alles im Leben ist dem Wechsel unterworfen, sogar der Verstand. Es gehört Glück dazu, klar zu denken oder auch eine wichtige E-Mail überzeugend zu formulieren. An manchen Tagen gelingt mühelos alles wie in einem Siegeslauf. Der Glücksstern strahlt über jeder Handlung. Dann muss man die Gunst der Stunde nutzen. Steht der Tag aber unter einem schlechten Stern, sollte man nicht versuchen, das Glück zu zwingen, sondern sich gelassen zurücklehnen und abwarten, denn der Zwang ist immer Gift für die Seele.

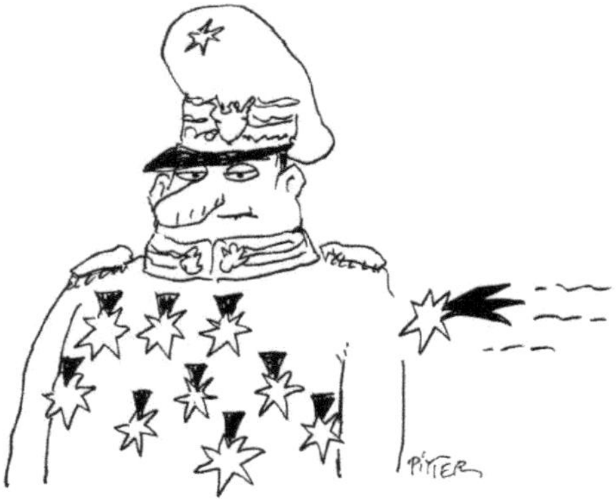

81

»Schweigen ist die Sprache der Weisen.«

Margarete Seemann

Es gibt Menschen, die sich selbst gern reden hören. Manche steigern sich in hemmungslose Begeisterung über die eigene Großartigkeit hinein und strahlen dabei unerträgliche Selbstzufriedenheit ab. Sich selbst gefallen hilft aber wenig, wenn man nicht anderen gefällt. Es ist eine Schwäche mächtiger Leute, ihre Bedeutung mit großen Reden herausstreichen zu wollen und dabei nicht das Thema, sondern die Zuhörer zu erschöpfen. Bei jedem Satz haschen sie nach Beifall und strapazieren die Geduld des Auditoriums. Und nicht nur Prominente leiden unter dieser Schwäche. Bemerkenswert fand ich einmal Andre Hellers kluge Ermahnung an sich selbst, als er sich plötzlich aus seinem Endlosmonolog ausklinkte und zu den Anwesenden sagte: »Jetzt sage ich noch diesen Satz und dann höre ich sofort auf.« Das ist eine gute Methode, seinen ausufernden Redefluss zu bremsen und das unterbrochene Gespräch mit den anderen wieder aufzunehmen. Wer um die Gefahr seines uferlos dahinströmenden Egos weiß und sich bessern will, sollte vor einem Gespräch sein Handy programmieren und sich alle fünf Minuten an seine Redseligkeit erinnern lassen.

82

»Mit den Flügeln der Zeit fliegt die Traurigkeit davon.«

Jean de La Fontaine

Es ist wahr: Die Zeit heilt Wunden. Trotzdem können auch die Narben schmerzen. Als meine Hündin Lilly starb und ich sie mit meinen und ihren Freunden begrub, trauerte ich wochen- und monatelang. Und auch heute noch treten mir manchmal die Tränen in die Augen, wenn ich im Wald an Lillys Grab vorübergehe und ihr und meinen dort ebenfalls begrabenen Katzen ein paar liebevolle Worte zurufe. Eine weise Freundin erzählte mir von der Trauerkultur der Juden. »Über den Tod eines Freundes, seiner Eltern, Verwandten oder Geschwister soll man vier Tage lang herzlich trauern«, sagte sie, »dann mit dem Trauern aufhören und ihn in guter Erinnerung im Herzen bewahren.« – »Selbst wenn man diesen Menschen sehr geliebt hat?«, fragte ich. – »Auch dann nicht länger«, antwortete sie. »Und den Tod eines Kindes soll man überhaupt nicht betrauern. Denn es gibt keinen Trost für diesen Verlust.« Diese alte jüdische Weisheit soll helfen, sein Gleichgewicht wiederzufinden.

83

»Es ist ein sicheres Zeichen, dass man besser geworden ist, wenn man Schulden so gerne bezahlt, wie man Geld einnimmt.«

Lichtenberg

»Meine Schulden werden immer mehr«, klagte mir ein Freund. Sein Geldschmerz war fast schon bemitleidenswert, und ich wollte ihn gerade bedauern, als mir einfiel, dass ich ihm jahrelang in den Ohren gelegen hatte, endlich vernünftig zu werden. Denn er spart weder im Kleinen noch im Großen. Erst wenn seine Bank den Geldhahn zudreht, kratzt er im letzten Moment Gelder zusammen, um seine Kreditwürdigkeit zu erhalten. Was kaum jemand bedenkt: Nicht nur die Schulden, sondern auch die Zinsen wachsen beängstigend. Man schiebt die Rückzahlung auf, solange man kann, und gerät immer mehr in Abhängigkeit. Die Last wird immer größer, die Sorgen werden zu Gebirgen, man hetzt jedem noch so ungeliebten Auftrag nach und erledigt ihn unter mörderischem Druck, nur um schnell ein paar Euro zu verdienen. Ein Hundeleben.

Es gibt andererseits Menschen, die immer ihr Polster haben, weil sie stets ein Drittel ihres Einkommens sparen. Einer meiner Nachbarn ist ein solches Genie. Alles, was er anfasst, ist gut geplant und perfekt ausgeführt. Nie ist er in Eile, immer ist er hilfsbereit und meistens guter Laune. »Gönn dir alles, was du zum gemütlichen Leben brauchst. Aber lebe mäßig und einfach« ist seine Weisheit. Er zahlt pünktlich seine Rechnungen, weil er sich dann befreit fühlt.

Mein Freund Jürgen aus Kalifornien geht noch einen Schritt weiter. Er bezahlt nicht nur gerne seine Rechnungen, sondern spendet von jeder seiner Einnahmen 10 Prozent für wohltätige Zwecke. Dazu steckt er die Summe bar in einen Umschlag, schreibt »Für Gott« darauf und gibt ihn einem Pfarrer, einer Bettlerin oder einem Sozialarbeiter. Wenn jeder so großherzig wäre, gäbe es weniger Armut auf der Welt.

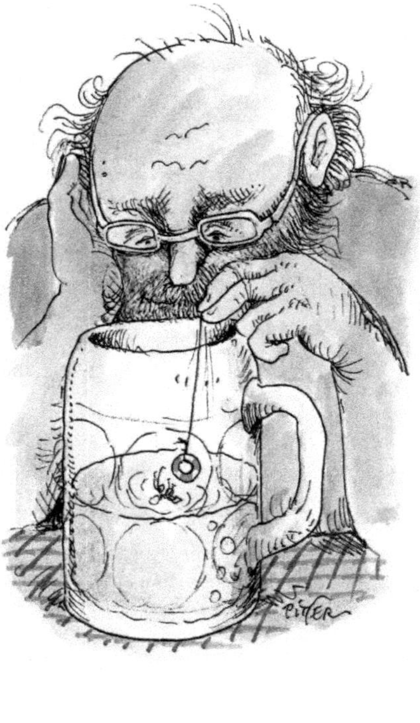

84

»Schweigen ist das Heiligtum der Klugheit«

K. S. Z. von Lingenthal

Nie soll man dem Rechenschaft geben, der sie gar nicht verlangt hat. Und selbst wenn sie gefordert wird, ist es ein Fehler, dabei mehr als nötig zu tun. Im vorauseilenden Gehorsam gemachte Entschuldigungen kommen einer Selbstanklage gleich und wecken das Misstrauen. Der Fordernde versucht, durch Druck seinen Gegner zu Fehlern zu verleiten. In solchen Situationen gilt es Ruhe zu bewahren, nachzudenken und vor einer abwägenden Antwort still bis zehn zu zählen.

85

»Altern ist die Kunst zu resignieren, ohne den Humor zu verlieren.«

Gerhard Uhlenbruck

Kürzlich saß ich mit ein paar mittelalterlichen und älteren Bekannten beim Mittagessen. Wie so oft in solchen Runden kam das Gespräch auf altersbedingte Wehwehchen. Besonders jammerig gebärdete sich ein 45-jähriger Hypochonder, der seine Leiden uferlos ausbreitete und mit der Zeit alle nervte. Schließlich gelang es einer resoluten alten Dame, ihn mit den Worten »Schluss mit den Altersheimgesprächen« zu stoppen. Denn nichts ist schlimmer als die Würdelosigkeit, mit der eingebildete oder kleine Krankheiten zu Katastrophen aufgeplustert werden und mit der Zeit ihren Besitzer wirklich krank machen. Mein Stiefvater tröstete sich immer, wenn ihn etwas wehtat, augenzwinkernd mit den Worten: »Es ist nicht schlimm, es ist nur das Alter.« Auch Goethe verließ nie der Humor angesichts des heraufdämmernden Alters, indem er dichtete: »Als ich jung war, waren schlank und rank meine Glieder – bis auf eines.

Nun, da ich alt bin, sind steif meine Glieder – bis auf eines.«

86

»Als du auf die Welt kamst, weintest du – und um dich herum freuten sich alle. Lebe so, dass, wenn du die Welt verlässt, alle weinen und du allein lächelst«

Chinesische Weisheit

»Niemand geht gerne«, sagte mir bei einer Totenfeier der alte Pfarrer Kaiser, als wir über das Sterben sprachen. »Sogar die berühmte Sterbebegleiterin Elisabeth Kühler-Ross fürchtete sich, als ihr eigenes Leben zu Ende ging, obwohl sie immer behauptet hatte: ›Sterben – das ist, wie wenn man bald in Ferien fährt. Ich freue mich unheimlich.‹«

In einem orientalischen Märchen stürzt der Diener eines reichen Kaufmanns in den Rosengarten, wo sein Herr sich an den Blumen erfreut, und fleht: »Herr, gib mir dein schnellstes Pferd, damit ich nach Buchara fliehen kann. Am Tor ist der Tod und ich weiß, er ist gekommen, um mich zu holen.« Der Kaufmann, der seinen Diener sehr liebte, eilte in den Stall, gab ihm sein bestes Pferd und einen Beutel Gold und ging, nachdem der Diener dankbar davongaloppiert war, in den Garten zurück. Dort traf er einen schönen, ernsten Jüngling beim Betrachten der Rosen. »Guten Abend«, sagte der Kaufmann. »Bist du der Tod? Bist du in Geschäften zu mir gekommen?« – »Nein«, antwortete der Tod, »ich erfreue mich hier, wenn du gestattest, an der Schönheit deiner Rosen. Ich habe keine Eile. Morgen erst muss ich in Buchara sein, um dort deinen Diener zu treffen.«

Lächelnd aus dem Leben zu gehen wird wohl kaum jemandem gelingen, aber den Tod gelassen erwartet, das haben einige. Sokrates sagte, als sein Todesurteil verkündet worden war: »Ist der Tod ein ewiger Schlaf, in dem der Schlafende nicht einmal einen Traum sieht, so wäre der Tod ein überschwänglicher Gewinn. Ist er aber ein Auswandern an einen anderen Ort, wo alle Verstorbenen, wie es heißt, versammelt sind, welche Glückseligkeit könnte größer sein.« Ebenso gelassen nahm es der berühmte Redner Cicero, als seine Mörder ihn auf dem Weg zu seinem Landhaus stellten: »Ich habe immer gewusst, dass ich sterblich bin.« Einer, der nachweislich lachend in den Tod ging, war der legendäre amerikanische Revolverheld Tom Horn (gest. 1878). Unter dem Galgen sah er, wie die Hände des jungen Sheriffs zitterten, als er zur Schlinge griff. »Du wirst doch jetzt nicht nervös werden?«, fragte Horn aufmunternd. »Das ist meine erste Hinrichtung«, entschuldigte sich der Sheriff. Horn nahm ihm das Seil aus der Hand, zog sich die Schlinge über den Kopf und antwortete lachend: »Meine auch!« Als Heinrich Heines Gattin Mathilde sich sorgte, ob Gott ihrem Mann die Sünden vergeben würde, lächelte er: »Er wird mir verzeihen, es ist sein Beruf.«

87

»Ein Fehlschlag ist die Gelegenheit, von vom zu beginnen, aber auf intelligentere Weise.«

Henry Ford

Bis Henry Ford zum Autokönig aufstieg, hatte er eine ganze Serie von Fehlschlägen zu überwinden. Wem Fehler unterlaufen, der darf die Schuld nur bei sich selbst suchen, niemals bei anderen. Schuldzuweisungen sind Schwäche. Der Durchschnittsmensch erwartet nie von sich selbst Nutzen oder Schaden, sondern immer von äußeren Einflüssen.

Hat ein Geschäftspartner Sie im Stich gelassen, Ihre Schwester sich auf Ihre Kosten bereichert, nehmen Sie es gelassen hin. Der Fehler liegt bei Ihnen, weil Sie den Geschäftspartner nicht genug geprüft haben oder weil Sie wieder einmal auf die leeren Versprechungen Ihrer Schwester hereingefallen sind. Jemand, der sich in der Kunst der Gelassenheit übt, macht niemandem Vorwürfe, grämt sich nicht, erzürnt sich nicht Dritten gegenüber über Partner, die einen hintergangen haben. Er beginnt von Neuem und führt die Dinge mit Intelligenz und Willensstärke zu Ende.

88

»Höflichkeit ist der Sicherheitsabstand, den vernünftige Menschen einhalten, um miteinander auszukommen.«

Maurice Chevalier

Eine Managerin, mit der ich im Zug zwischen Passau und Wien ins Gespräch kam, erzählte mir, wie sie Attacken ihrer (meistens männlichen) Geschäftspartner abwehrt. »Auf bösartige Angriffe reagiere ich mit freundlichem Schweigen. Ich lasse meinen Kontrahenten sich in seine Verbalattacke hineinsteigern.

Da von mir kein Widerstand, kein Dementi, kein aggressives Fauchen, kein Wort zu meiner Verteidigung kommt, sondern nur ein Lächeln, geht sein Angriff ins Leere. Je mehr er tobt, umso nachsichtiger wird mein Lächeln. Irgendwann ist sein Aggressionspotenzial erschöpft. Er verstummt peinlich berührt über seine Disziplinlosigkeit. Dann schweigen wir uns beide an, bis er sich entschuldigt und wir das Gespräch fortsetzen.«

89

»Ein Kritiker ist eine Ziege, die meckert, aber keine Milch gibt«

Giuseppe Verdi

Man hat gearbeitet und sein Bestes gegeben. Nach all den Mühen und Verzweiflungen über seine eigene Unfähigkeit, dem Kampf mit der Materie und der letzten großen Kraftanstrengung dem Ende zu ist man stolz auf sein Werk, aber auch höchst verletzlich. Unsicher zeigt man es Freunden oder Fachleuten. Und nun kommt oft eine erstaunliche Reaktion: Statt dass jemand die Arbeit lobt oder die Schönheiten und positiven Seiten des Werks hervorhebt, werden zunächst die Schwachpunkte bekrittelt. Nun ist natürlich jede sachliche Kritik hilfreich, denn jeder macht Fehler. Aber warum fühlen sich viele Menschen in der Rolle des Oberlehrers so wohl? Es gibt Kritiksüchtige, die sogar aus einem angenehmen Gespräch plötzlich einen Kleinkrieg machen und mit ihrem Widerspruchsgeist die Atmosphäre vergiften. Mein verstorbener Nachbar lehnte sich in solchen Situationen gelassen zurück und sagte zu seinem Kritikus: »Wenn du nur die Hälfte von dem leistest, was ich getan habe, reden wir weiter.« Ezra Pound, der große amerikanische Literaturkritiker, gab den Tipp, keinem ein Buch zur Beurteilung vorzulegen, der nicht selbst eines geschrieben hatte. Nur wer Ähnliches geleistet hat, weiß die Arbeit zu schätzen und kann sie gerecht beurteilen.

90

»Viele Dinge erledigen sich von selbst.«

Otto Martini

Diese Weisheit meines ehemaligen Verlagschefs Otto Martini wurde mir im Laufe von Jahrzehnten immer deutlicher. Die Kunst, die Dinge ruhen zu lassen, ist umso nötiger, je wütender Aufregungen uns umtoben. Wenn die Emotionen durchgehen, ist es klug, sich zurückzuziehen und abzuwarten, bis sich der Sturm der Leidenschaft gelegt hat. Dann sollte man unaufgeregt die Situation analysieren und systematisch handeln. Was heute ungeheuer wichtig erscheint, ist morgen oft vergessen. Viele E-Mails, die man bekommt, bedürfen meist gar keiner Antwort. Die Realität hat sie längst überholt. Und so geht es mit vielen Dingen.

Wie oft wurde ich gebeten, etwas für andere zu tun. Der eine wollte ein Buch leihen, das ich heraussuchen sollte. Der andere bat mich, Kontakt zu einer wichtigen Persönlichkeit herzustellen. Ein Dritter wünschte die Korrektur eines Textes. Bereitwillig kümmerte ich mich um diese Bitten, um dann oft feststellen zu müssen, dass diese Liebesdienste plötzlich nicht mehr vonnöten waren. Das Buch wurde nicht mehr gebraucht, der Kontakt war hinfällig, weil sich etwas anderes ergeben hatte, die Korrektur war nicht mehr notwendig, weil das Projekt gestorben war. Dass Hilfsbereitschaft stets mit Mühe und

Arbeit verbunden ist, kommt den meisten Menschen nicht in den Sinn. Heute reagiere ich auf Bitten dieser Art abwartend. Die meisten Dinge erledigen sich tatsächlich von selbst. Um das Wichtige wird ein zweites Mal gebeten. Und da helfe ich dann schnell und gern.

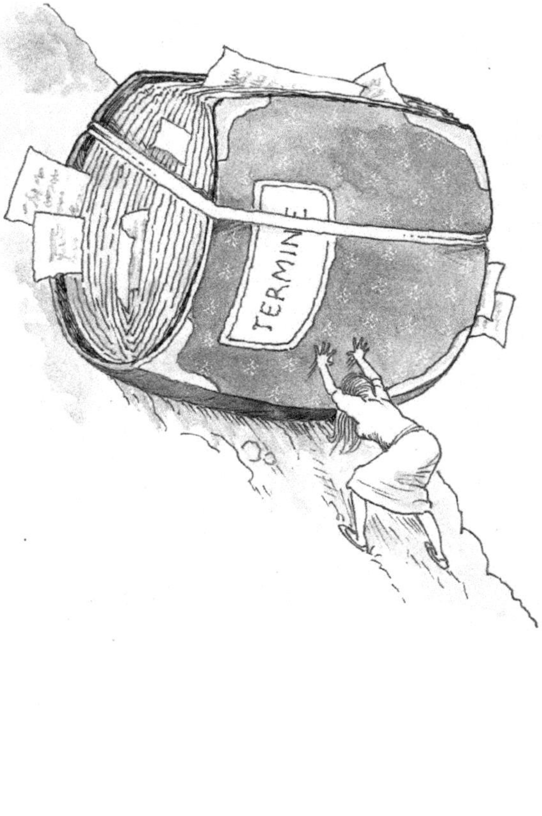

91

»Freundlichkeit ist eine Sprache, die Taube hören und Blinde lesen können.«

Mark Twain

Die Zarin Katharina die Große trainierte sich, jedem ein freundliches Gesicht zu zeigen. Damit gewann sie selbst die Herzen ihrer Feinde und machte sich überall beim russischen Volk beliebt. Bewirkt das Trainieren der Freundlichkeit beträchtliche äußerliche Vorteile, so profitiert davon zugleich die eigene Seele. Denn wer jedem freundlich entgegentritt oder trotz schlechter Laune ein fröhliches »Guten Morgen« ins Telefon spricht, tut sich selbst etwas Gutes. Mit der Zeit wird die künstlich antrainierte Freundlichkeit zum festen Bestandteil des eigenen Charakters. Auf diese Weise wird sogar aus einem Griesgram ein heiterer Mensch, der mit seinem Frohsinn Verdrossenen und Unglücklichen ein wenig Herzenswärme schenkt.

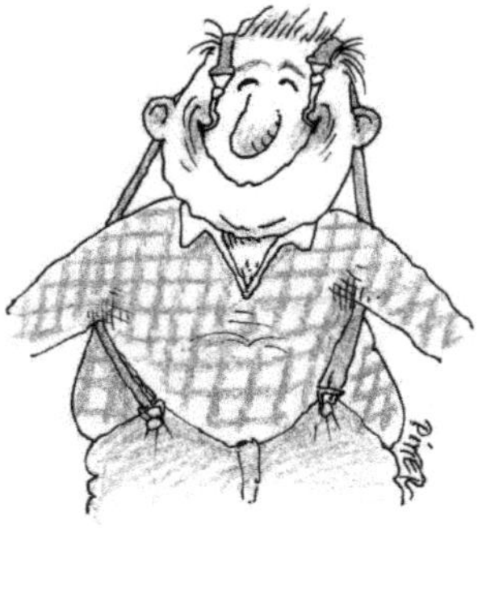

92

»Was wir nicht haben, brauchen wir nicht«

Irene Will

Diese Weisheit meiner Mutter besitzt eine ungeheure Kraft, sich das Leben zu erleichtern. Wenn ich trotz Anstrengung etwas nicht bekomme und frustriert bin, erinnere ich mich dankbar daran und frage mich dann: Ist es die ganze Aufregung überhaupt wert? Ein guter Freund, der bereits zwei schöne Villen in einer edlen Parklandschaft besitzt, wollte eine benachbarte dritte für seinen jüngeren Sohn erwerben. Der Kauf stellte sich als höchst kompliziert heraus, weil es sich bei den Besitzern des Hauses um eine Erbengemeinschaft handelte. Nach ein paar schwierigen Verhandlungen mit den zerstrittenen Erben fiel meinem Freund im Halbschlaf der Satz meiner Mutter ein. Darauf entschied er, auf den Kauf zu verzichten, der ihm – wäre er zustande gekommen – nicht nur viel Geld, sondern auch viel Zeit, Energie und Mühsal gekostet hätte.

93

»Siege, ohne zu kämpfen.«

Lao Tse

Um 600 v. Chr. waren alle Parteien Athens angesichts der Staatskrise so ratlos, dass das ganze Volk Solon bedingungslos die Macht übergab. Solon war zu dieser Zeit 47 Jahre alt.

Ein Mann aus uraltem Königsgeschlecht, erfahren in Handelsgeschäften, ein siegreicher General, hochgebildet, gefeierter Dichter und zu weise, um noch Ambitionen zu haben. Als die Athener Solon den Eid leisteten, hätte er sich zum König machen können. Doch dazu war er zu klug. Solon analysierte den desolaten Zustand des Staates und handelte rasch, indem er einen Gesetzeskatalog von verblüffender Einfachheit ausarbeitete. Seine Gesetze griffen weit ins Gebiet der Verfassung hinein. Zwei aber revolutionierten die gesamte Staatskonstruktion. Erstens schuf Solon den »Rat der 400«. Diese 400 Ratsmitglieder wurden vom Volk durch das Los bestimmt. Es wurde damit eine neue Institution in der Art des englischen »Unterhauses« ins Leben gerufen, die ein Gegengewicht zum »Areopag« bildete, dem allein rechtsprechenden und volksvertretenden »Oberhaus« der Patrizier, die bis dahin die alleinige Macht im Staat hatten.

Zweitens schuf Solon etwas völlig Neues, als er festsetzte, dass über Krieg und Frieden und über die Berufung der höchsten Staatsbeamten die gesamte Volksversammlung zu entscheiden habe. Solon verordnete, dass jeder Bürger mit einem klaren Ja oder

Nein zu bekennen habe, auf welcher Seite er stehe. Wer das nicht tat, verlor das Bürgerrecht. Das war die Geburtsstunde des demokratischen Bewusstseins. Solons Grundgesetze wurden in die Steinsäulen der alten Königshalle gemeißelt, die übrigen Gesetze auf drehbaren Tafeln festgehalten. Der geniale Gesetzgeber war zufrieden und verließ Athen, um nicht mit Änderungswünschen geplagt werden zu können. Damit hat Solon bewiesen, dass er in der Antike zu Recht unter die sieben Weisen gezählt wurde.

Was ist an dieser uralten Geschichte für die Kunst der Gelassenheit so interessant? Solon gehörte zu den Klugen, die wissen, dass es besser ist, sich von etwas zu trennen, bevor es einen verlässt. Er trat im Augenblick seines größten Triumphes ab. Diese Weisheit lässt sich leicht auf moderne Situationen übertragen. Warum soll man um eine Position kämpfen, wenn der Gegner stärker ist als man selbst? Bevor man zum Mobbingopfer oder unter erniedrigenden Bedingungen entlassen wird, sollte man mutig den Sprung in ein neues Leben wagen, statt mit dem Rücken zur Wand kämpfend zu verlieren.

94

»Man soll sein Herz nicht auf der Zunge tragen.«

Anonymus

Verschwiegenheit ist eine Tugend und zeugt von großer Selbstbeherrschung. Wer nicht die Kraft hat, Geheimnisse tief in seiner Brust zu bewahren, begibt sich leicht in Gefahr. Geflüsterte Geheimnisse haben Flügel und schwirren unaufhaltsam fort.

Ein entschlüpftes Wort ist nicht mehr zurückzuholen. Besser ist es, nach reiflicher Überlegung einen Menschen seines Vertrauens teilweise in sein Geheimnis einzuweihen. Wer dieses Vertrauen missbraucht, sollte in Zukunft gemieden werden. So vielen man seine Gedanken mitteilt, so vielen ist man ausgeliefert. Leonardo da Vinci schrieb seine Ideen in Spiegelschrift und ermahnte sich immer wieder schriftlich selbst: »Niemandem hiervon etwas erzählen.« Wer seine Geheimnisse vor anderen bewahrt, kann sorglos schlafen.

95

»Lüge ist Schwäche gegen sich selbst.«

Michel de Chassecourt

Es gibt gewohnheitsmäßige Lügner. Zunächst hält man es nicht für möglich, dass jemand so offenkundig und dreist lügt. Vor ein paar Jahren hatte ich es mit einem lügnerischen Geschäftspartner zu tun. Alles, was er ankündigte oder versprach, erwies sich als Lüge. Mal hatte er seine Unterlagen zu Hause vergessen, mal hatte er bei der Überweisung eines Betrags »aus Versehen einen Zahlendreher gemacht«, sodass das Geld an ihn zurückkam. Erst mit der Zeit wurde mir klar, dass sein ganzes Leben ein einziges Lügengespinst war. Wer sich viel Ärger ersparen will, sollte mit krankhaften Lügnern sofort den Kontakt abbrechen.

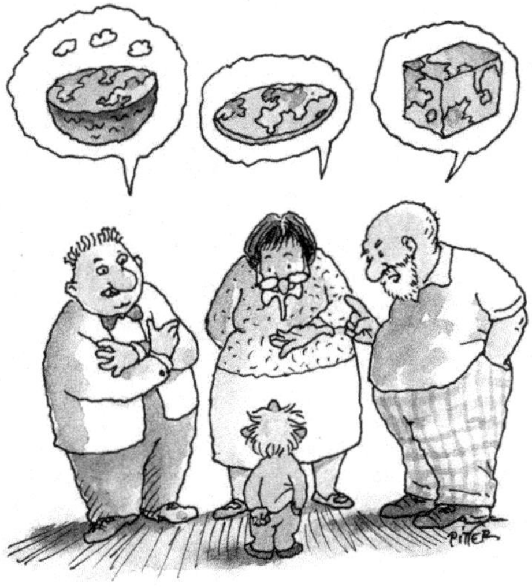

96

»Wahrheit ist ein so wertvolles Gut, dass man sparsam damit umgehen sollte.«

Mark Twain

Der georgische Fürst, Mönch, Diplomat und Schriftsteller Orbeliani lebte von 1658 bis 1725 und begründete die neugeorgische Literatursprache. Sein originelles Buch »Die Weisheit der Lüge« ist ein bunter Teppich von Fabeln, Märchen, Abenteuern und Gleichnissen. Daraus lernt man, dass man ohne zu lügen nicht alle Wahrheit sagen soll. Denn die Wahrheit ist eine gefährliche Sache. Manchmal kränkt sie und manchmal kann sie, als Waffe eingesetzt, sogar vernichten. Manchmal muss man sie um seiner selbst oder anderer willen vermeiden, indem man Fragen offenlässt. Oder manchmal ist sie eine schöne Mischung aus Wunschbildern und Scheinbarem.

1897 schrieb die New Yorkerin Virginia O'Hanlon an die »Sun«: »Ich bin acht Jahre alt. Einige meiner Freunde sagen, es gibt keinen Weihnachtsmann. Papa sagt, was in der »Sun« steht, ist immer wahr. Bitte sagen Sie mir: Gibt es einen Weihnachtsmann?« Dieser Leserbrief war dem Chefredakteur Francis Church so wichtig, dass er auf der Titelseite antwortete: »Virginia, Deine kleinen Freunde haben nicht recht. Sie glauben, dass es nicht geben kann, was sie mit ihrem kleinen Geist nicht erfassen können... Ja, Virginia, es gibt einen Weihnachtsmann. Es gibt ihn so gewiss wie die Liebe und Großherzigkeit und Treue. Weil es all das gibt, kann unser Leben schön und heiter sein. Wie dunkel wäre die Welt, wenn es keinen Weihnachtsmann gäbe! ... Ein Flackerrest an sichtbarem Schönen bliebe übrig. Aber das Licht der Kindheit, das die Welt ausstrahlt, müsste verlöschen... Es gibt einen Weihnachtsmann, sonst könntest Du auch den Märchen nicht mehr glauben. Gewiss, Du könntest Deinen Papa bitten, er solle am Heiligen Abend Leute ausschicken, den Weihnachtsmann zu fangen. Und keiner von ihnen bekäme den Weihnachtsmann zu Gesicht – was würde das beweisen? Kein Mensch sieht ihn einfach so. Das beweist gar nichts. Die wichtigsten Dinge bleiben meistens unsichtbar... Warum? Weil es einen Schleier gibt, der die wahre Welt verhüllt, einen Schleier, den nicht einmal die Gewalt auf der Welt zerreißen kann. Nur Glaube und Poesie und Liebe können ihn lüften. Dann werden die Schönheit und Herrlichkeit dahinter zu erkennen sein. ›Ist das denn auch wahr?‹, kannst du fragen. Virginia, nichts auf der ganzen Welt ist wahrer und nichts beständiger. Der Weihnachtsmann lebt, und er wird ewig leben. Sogar in zehnmal zehntausend Jahren wird er da sein, um Kinder wie Dich und jedes offene Herz mit Freude zu erfüllen. Frohe Weihnacht, Virginia, Dein Francis Church.« Church war der Sohn eines Pastors und lebte nach der Weisheit: Strebe danach, deinen Geist frei von Scheinheiligkeit und Heuchelei zu halten. Als er Virginias Brief las, wusste er, dass es keine Möglichkeit gab, sich um ihre Frage zu drücken. Und er wusste um das Geheimnis der Weisheit der Lüge.

97

»An Tagen, an denen dir alles zu viel erscheint; tu nur das, wozu du an diesem Tag imstande bist.«

Mutter Teresa

Auf meine Bemerkung hin: »Alles, was wir machen, muss perfekt sein«, antwortete mir einmal ein erfahrener Vorgesetzter: »Es muss nicht immer alles hundertprozentig sein.« Die Weisheit dieses Satzes erschloss sich mir erst im Laufe der Jahre. Denn wie man nicht jeden Tag topfit sein kann, kann man auch nicht immer hundertprozentige Arbeit leisten. Aber man kann sich bemühen, die Dinge so gut wie möglich zu erledigen. Es ist manchmal besser, an einem Tag nur die Hälfte seines gewohnten Pensums zu schaffen, als unter krank machendem Kraftaufwand zwölf Stunden verbissen zu rackern. Wichtig ist, dass man sich keine Nachlässigkeiten erlaubt, die später unter großem Zeitaufwand korrigiert werden müssen.

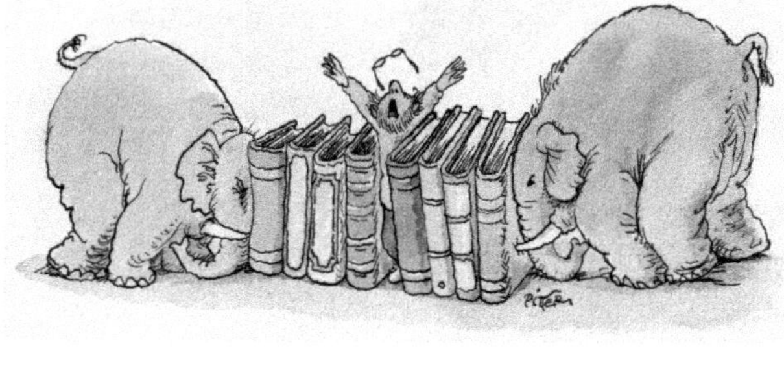

98

»Ich habe oft die Meinung, wenn ich liege, und eine andere, wenn ich stehe.«

Georg Christoph Lichtenberg

Es fällt uns bei Freunden, Ehefrauen, Geschäftspartnern, Kollegen oder Vorgesetzten auf: Die Meinung, die sie gestern mit Vehemenz vertraten, ist heute eine völlig andere. Bundeskanzler Konrad Adenauer verteidigte sich einmal, als er auf einen solchen Widerspruch öffentlich hingewiesen wurde, mit der legendären Antwort:

»Was geht mich mein dummes Geschwätz von gestern an?« Der Satz sorgte für entsprechende Aufregung. So reagieren wir alle. Wir sind empört, weil es uns verunsichert. Aber sind wir nicht alle ähnlich? Schwanken nicht auch unsere Meinungen und sind, wenn die Sonne scheint, andere, als wenn es regnet? Napoleon I. meinte, dass Inspiration die plötzliche Lösung eines Problems sei, über das man lange nachgedacht hat. Eine klare Anschauung über etwas zu bekommen ist ein Prozess, der verschiedene Betrachtungsweisen erfordert. Daher soll man sich mit seinen Meinungen, bis sie nicht ganz klar herausgearbeitet sind, zurückhalten.

99

»Die Weisheit aller Weisheiten.«

Ein orientalisches Märchen erzählt von einem Sultan, der die Zänkereien seiner Hofgelehrten über den wahren Weg zur Weisheit leid war. Eines Tages befahl er, alle Bücher seines Reiches in seinen Palast zu bringen. Es waren 20000 Kamellasten.

Nun befahl er den Gelehrten, die Essenz der Weisheit dieser Bücher in ein einziges Buch zu fassen. Die Gelehrten machten sich an die Arbeit und nach ein paar Jahren präsentierten sie stolz ihr Werk. Der Sultan wog das Buch in der Hand, warf es auf den Bücherhaufen und sagte:

»Macht aus diesem Buch einen Satz. Wenn ihr das nicht schafft, ist eure ganze Weisheit nichts wert und ihr werdet sterben, so lange, bis jemand den Satz weiß.«

Jeden Tag trug einer der Gelehrten einen Satz vor, und jeden Tag schliff der Henker sein Schwert und ein weiteres Haupt kam auf die Kopfpyramide. Davon hörte ein Einsiedler in der Wüste. Um dem Morden ein Ende zu machen, verließ er die Einsamkeit und eilte zum Sultan.

»Weißt du den Satz?«, fragte dieser. »Wenn du ihn nicht weißt, musst du sterben.«

»Ich weiß«, erwiderte der Einsiedler.

»Dann sage ihn«, verlangte der Sultan.

Der Einsiedler wies auf die Bücher, den Palast, den Henker, die Wachen, die Kopfpyramide, auf den Sultan und schließlich auf sich selbst und sagte: »Auch dieses wird vergehen.«

Diese Weisheit spendet Trost, auch in Zeiten großer Verzweiflung.

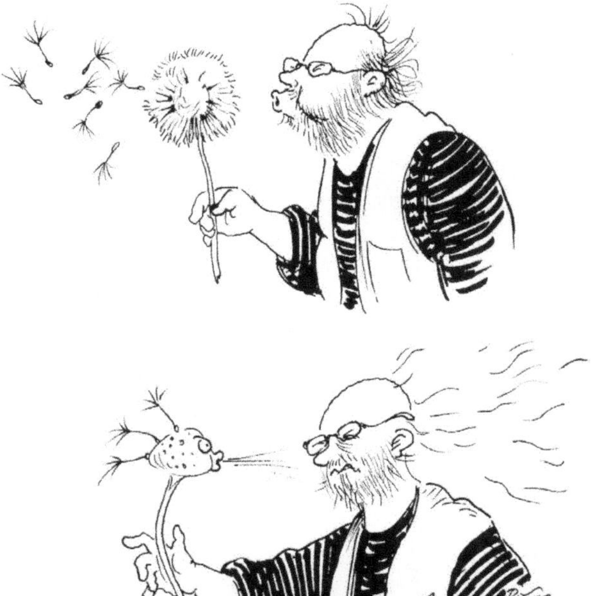

Der Autor

Michael Korth lebt seit 30 Jahren in seinem abgelegenen Forsthaus im österreichischen Waldviertel und hat über 50 Bücher veröffentlicht, darunter »Der Juniorchef«, das »Lexikon der verrückten Dichter und Denker«, »Werte – Fundament und Zukunft unserer Kultur«; zahlreiche Theaterstücke, Opernlibretti und Musicals, z.B. »Schwejk«, »Im Namen der Rose«, »Sex and the Country«, »Paganini Teufelsgeiger«, »Ich, Hildegard von Bingen«, »Der Kopf des Joseph Haydn«, »Kaiserfleisch. Eine musikalische Komödie« und die Kantate »Carmina Austriaca – die älteste Musik Österreichs«. Er ist zudem Autor vieler Kinderbücher, z.B. »Paxi, der Friedensstern oder Das Mäusewunder von Bethlehem« oder »Die Hexe vom Kölner Dom«, die z.T. auch als Musiktheaterstücke erschienen.

Michael Korth ist Experte für Musik und Dichtkunst des Mittelalters und studierte am Mozarteum in Salzburg Musikethnologie und Komposition bei Cesar Bresgen, Aufführungspraxis alter Musik bei Nikolaus Harnoncourt und Gesang.

Seine Werke wurden in 16 Sprachen übersetzt. 2016 wurde er mit dem »Goldenen Ehrenzeichen für Verdienste um das Bundesland Niederösterreich« ausgezeichnet.

Der Illustrator

Klaus Pitter, geboren in Timelkam in Oberösterreich, zeichnete von früh an. Grafikstudium an der Universität für angewandte Kunst in Wien. Abschluss als Mag. art., lebt und arbeitet in Wien als freischaffender Cartoonist und Illustrator.

Versorgte zunächst das »Neue Forum« Günter Nennings mit satirischen Zeichnungen, später u.a. auch »päd. Extra«, »kraut & rüben« und »trend«. Zeichnete und illustrierte Cartoon- und Comicbücher für »rororo tomate« und andere Verlage. Gestaltete die Reihe »Umweltspümasen« sowie das Kindermagazin »Wunderwelt«. Illustrierte zahlreiche Schulbücher. Zeichnungen erscheinen regelmäßig in der Zeitschrift »Konsument« und im Newsletter »Europahaus Burgenland – Akademie Pannonien«. Leitete mehrere Jahre eine Comic-Werkstatt für Kinder an der künstlerischen Volkshochschule Wien.

Mitglied der Vereinigung bildender Künstler Steiermark. Einzelausstellungen in Österreich, Deutschland, Schweiz, Belgien und Indien. Preise bei internationalen Cartoon-Wettbewerben in Argentinien, Brasilien, Deutschland, Belgien, Iran, Luxemburg, Mazedonien, Rumänien, Türkei und Ungarn. Teilnahme an »Pleinairs« mit internationaler Beteiligung in Tschechien und in der Ukraine.

Inhalt

Milton Keynes UK
Ingram Content Group UK Ltd.
UKHW030159260924
448838UK00004B/227

9 783948 741129